Dieta Cetogénica Plan De 21 Días Para Adelgazar Extremadamente Rápido!

Paso A Paso Menú De 21 Días,
Recetas Con Proporciones De Nutrientes Incluidos
Y
La Lista De Compras Semanales

por Katey Lyon

Copyright © 2016 por Katey Lyon. Todos los derechos mundiales reservados. Ninguna parte de este libro electrónico puede ser copiada y/o comercializada. Reproducida, almacenada o transmitida por ningún medio electrónico, mecánico, fotocopiadora, grabadora o de otra manera, sin la autorización por escrito del autor.

ISBN: 9781981098057

Renuncia Legal de Responsabilidad

La información contenida en el presente ejemplar está desarrollada solamente con fines educativos. Este libro no es un sustituto para aconsejar, la evaluación psicológica o la psicoterapia o nutricional o de salud. Este libro electrónico está diseñado para proporcionar la información en vista del tema cubierto. Se vende con la comprensión que el autor no está rindiendo servicios nutricionales o médicos. Si se requieren los servicios de salud, o nutrición, por favor entre en contacto con su profesional de salud para tales

Dieta Cetogénica Plan De 21 Días Para Adelgazar Extremadamente Rápido!

servicios.

Tabla De Contenido

INTRODUCCIÓN 8
QUÉ ES LA DIETA CETOGÉNICA – EL CONCEPTO 10
PRINCIPIOS BÁSICOS DE LA DIETA CETOGÉNICA 11
¿CUÁNTO PESO PODEMOS PERDER? 13
COMO LAS BEBIDAS ALCHÓLICAS AFECTAN LA DIETA CETOGÉNICA 14
PASOS PARA COMENZAR LA DIETA 16
ALGUNOS APERITIVOS SALUDABLES QUE PUEDE CONSUMIR 21
PLAN DE LA DIETA DE 21 DÍAS 23
DÍA 1 28
    DESAYUNO: CREMA DE LECHE DE COCO CON FRUTILLAS 28
    ALMUERZO: ENSALADA DE ATÚN 30
    CENA: ENSALADA VERDE CON BOLLITO DE ESPINACA 31
DÍA 2 34
    DESAYUNO: OMELET CON CARNE 34
      Ingredientes (1 porción) 34
    ALMUERZO: ENSALADA DE PALTA 35
    CENA: CHULETAS DE CERDO CON ESPÁRRAGOS 37
DÍA 3 38

DESAYUNO: HUEVO CON JAMÓN CRUDO 38
ALMUERZO: ENSALADA DE CAMARONES CON
ESPINACA...39
CENA: CARNE CON ENSALADA 41

DÍA 4 43

DESAYUNO: HUEVOS REVUELTOS CON JAMÓN........43
ALMUERZO: CARNE CON ENSALADA RÁPIDA 44
CENA: SALMÓN CON JUDÍAS VERDES 46

DÍA 5 47

DESAYUNO: HUEVOS REVUELTOS CON JAMÓN Y
PALTA 47
ALMUERZO: ENSALADA DE PALTA CON HUEVO DURO
....49
CENA: CARNE CON ENSALADA 50

DÍA 6 51

DESAYUNO: CREMA DE LECHE DE COCO CON
FRUTILLAS..51
ALMUERZO: ENSALADA DE POLLO 53
CENA: SALMÓN CON BRÓCOLI 54

DÍA 7 56

DESAYUNO: HUEVOS DUROS CON TOCINO Y
ESPINACA...56
ALMUERZO: ENSALADA DE ESPINACA CON PALTA Y
TOCINO CRUJIENTE 57
CENA: CHULETAS DE CERDO CON ESPÁRRAGOS 58

LISTA DE COMPRA DE LA PRIMERA SEMANA.61

SEGUNDA SEMANA......................................64

DÍA 1 65

DESAYUNO: FRITATA DE CHORIZO CON ESPINACA ..65
ALMUERZO: ENSALADA DE HUEVO 67
CENA: POLLO ASADO CON GRATÉN DE COLIFLOR...68

DÍA 2...70

DESAYUNO: OMELET CON CARNE 70
ALMUERZO: ENSALADA DE POLLO 72
CENA: CHORIZO ITALIANO CON BRÓCOLI...............73

DÍA 3...75

DESAYUNO: PANQUEQUES CON CREMA DE QUESO.75
ALMUERZO: ENSALADA DE PALTA 76
CENA: ALBÓNDIGAS CON ENSALADA DE COLIFLOR..77

VALORES TOTALES DEL DÍA 2: CARBOS NETOS 14.7G. PROTEÍNA 58.5G. GRASA 115.2 G.CALORÍAS 1318DÍA 4...80

DÍA 4...81

DESAYUNO: OMELET DE JAMÓN Y QUESO 81
ALMUERZO: ENVUELTOS DE ENSALADA DE ATÚN 82
CENA: CACEROLA DE ZAPALLO 84

DÍA 5...86

DESAYUNO: CREMA DE LECHE DE COCO CON FRUTILLAS 86
ALMUERZO: ENSALADA DE HUEVO 88
CENA: ALBÓNDIGAS CON QUESO 89

DÍA 6...92

DESAYUNO: OMELET DE CEBOLLA Y CHAMPIÑONES..92
ALMUERZO: ENSALADA DE TOMATE Y MOZARELA......94
CENA POLLO CON PAPRIKA 95

DÍA 7 99
DESAYUNO: PICADILLO DE ZAPALLITOS 99
ALMUERZO: PALTA RELLENA 100
CENA: PASTEL DE PESCADO 102

LISTA DE COMPRAS DE LA SEGUNDA SEMANA
.... 107

TERCERA SEMANA 112

DÍA 1 114
DESAYUNO: PUDÍN DE CHOCOLATE 114
ALMUERZO: TORTILLA DE QUESO 115
CENA: SALMÓN CON CREMA HOLANDESA 117

DÍA 2 120
DESAYUNO: BOLLITOS DE CREMA DE CALABACÍN ... 120
ALMUERZO: ENSALADA DE TOMATE Y MOZARELA 121
CENA: FILETE DE COSTILLA CON PURÉ DE COLIFLOR
.... 123

DÍA 3 126
DESAYUNO: HUEVOS REVUELTOS A LA CREMA 126
ALMUERZO: ENSALADA TRI COLOR 127
CENA: PALTA RELLENA CON SALMÓN 129

DÍA 4 131
DESAYUNO: PICADILLO DE ZAPALLITOS 131
ALMUERZO: BOLLO CON PALTA Y TOCINO 133
CENA: ALBÓNDIGAS DE CHORIZO ITALIANO 135

DÍA 5 138
DESAYUNO: HUEVOS REVUELTOS CON JAMÓN 138
ALMUERZO: ENSALADA DE CABALLA 139

CENA: BIFE CON MANTECA 141
DÍA 6 143
   DESAYUNO: OMELET DE TOCINO Y QUESO CHEDDAR
.... 143
   ALMUERZO: ENSALADA DE ATÚN A LA ROMANA ... 146
   CENA: PALTAS RELLENAS CON SARDINA 147
DÍA 7 149
   DESAYUNO: OMELET DE ESPINACA Y QUESO FETA
.... 149
   ALMUERZO: ENSALADA DE POLLO 151
   CENA: CHULETAS DE LOMO DE CORDERO 152

LISTA DE COMPRAS DE LA TERCERA SEMANA
.... 155

DIFERENTES NOMBRES DE VERDURAS, FRUTAS, Y CONDIMENTOS SEGÚN LOS DIFERENTES PAÍSES 160

DIFERENTES NOMBRES DE CORTES DE CARNE EN DISTINTOS PAÍSES 164

CONCLUSIÓN 165

REFERENCIAS 169

Dieta Cetogénica Plan De 21 Días Para Adelgazar Extremadamente Rápido!

Introducción

En este libro les quiero presentar un plan de 21 días para adelgazar exitosamente con la dieta cetogénica. En mi libro, "<u>Dieta Cetogénica: Aprenda A Utilizar la dieta cetogénica para Mejorar Su salud y perder peso extremadamente rápido</u>!", he dado una breve historia de la dieta cetogénica, que es y cómo funciona, algunas reacciones colaterales al comenzar la dieta, alimentos que debe consumir y evitar, los pasos que debe seguir para comenzar la dieta y recetas que puede utilizar para ayudarlo a comenzar.

En este libro mi idea principal es simplificar un plan de 21 días de la dieta cetogénica para que usted pueda comenzar a perder peso exitosamente. Antes de comenzar con el plan de 21 días voy a describir los principios básicos de la dieta. Usted encontrará el libro dividido en 3 semanas, y en cada semana incluyo el menú de los 7 días, las recetas con las proporciones de nutrientes y la lista de compras de cada semana. Incluye recetas rápidas y fáciles de hacer.

Si necesita profundizar más sobre que es la dieta cetogénica y cómo funciona usted encontrará esta información en mi libro "<u>Dieta Cetogénica: Aprenda A Utilizar la dieta cetogénica para Mejorar Su salud y perder peso extremadamente rápido!</u>".

Recuerde que antes de comenzar la dieta debe consultar con su médico de cabecera especialmente si padece de alguna enfermedad o está tomando algún tipo de medicamentos especiales.

¿Está listo para comenzar a perder peso? Comencemos entonces con el plan de 21 días para perder peso rápidamente con la dieta cetogénica.

Dieta Cetogénica Plan De 21 Días Para Adelgazar Extremadamente Rápido!

Qué Es La Dieta Cetogénica – El Concepto

La dieta cetogénica es una dieta especial que consiste en lo siguiente:

- Una alta proporción de grasa
- Niveles adecuados de proteínas
- Una baja proporción de carbohidratos

La dieta es denominada cetogénica porque imita los efectos del ayuno, lo que produce que el cuerpo genere cetonas. Durante el ayuno, el cuerpo es forzado a quemar grasas en lugar de carbohidratos. En la dieta cetogénica la principal fuente de energía que el cuerpo utiliza es la grasa, y cuando esta es combinada con una ingesta baja de carbohidratos, el cuerpo produce cetonas.

Cuando una persona realiza una dieta normal, la comida se convierte en glucosa, que luego es transportada a todo el cuerpo y es utilizada como fuente de energía por varias células. El cerebro generalmente se basa en la glucosa como fuente de energía, sin embargo, cuando pocos carbohidratos están disponibles, el hígado procesa grasas que proveen al cerebro de energía en forma de ácidos grasos y cuerpos cetónicos. El aumento de los niveles sanguíneos de cuerpos cetónicos es referido como cetosis y muchos estudios han demostrado que una dieta cetogénica se asocia con la reducción de episodios epilépticos.

La dieta cetogénica contiene adecuadas cantidades de proteínas para el desarrollo del cuerpo. El total de calorías en la dieta es suficiente para mantener un peso saludable para cierta edad y altura. La dieta cetogénica es alta en grasas, provee una adecuada cantidad de proteínas y es baja en carbohidratos. Esta combinación cambia la manera en que la energía es utilizada en el cuerpo.

Principios Básicos De La Dieta Cetogénica

La dieta cetogénica lo va a ayudar a quemar grasa, reducir la ingesta de calorías y sentirse satisfecho, sin hambre, comparado con otras dietas comunes. Lo primero que debemos hacer para poder perder peso es limitar el consumo de carbohidratos. El porcentaje de grasa, proteínas y carbohidratos que usted debe consumir varían de persona en persona, pero en general, las cantidades son las siguientes:

60 -75 % de calorías provenientes de la grasa

15-30 % de calorías provenientes de las proteínas

5 – 10 %de las calorías provenientes de los carbohidratos

Si usted es un novato con esta dieta lo ideal es comenzar la dieta de forma gradual: elimine al principio carbohidratos como ser postres, azúcar, pasta, pizza y gaseosas durante las primeras semanas. Al mismo tiempo de eliminar estos carbohidratos aumente el consumo de grasas por ejemplo queso y palta

Consuma bocadillos de grasa frecuentemente o batidos de proteína con suplementos de amino ácidos

Tome mucha agua, por lo menos 2 litros por día

Recuerde que debe comenzar la dieta de forma gradual. No comience la dieta de manera drástica. Cuando yo comencé a hacer la dieta, la primera semana eliminé el azúcar, los postres, la papa y el arroz. Aumenté el consumo de grasa y proteínas. Seguí consumiendo una rodaja de pan diaria, mermelada y leche común. La segunda semana comencé a ser más estricta con la restricción de carbohidratos y recién en la tercera semana comencé a ingerir los porcentajes indicados.

Por lo tanto usted puede utilizar una semana extra, en vez de 21 días su meta será 28 días. En dónde la primera semana será para comenzar el proceso gradual.

¿Cuánto Peso Podemos Perder?

Lo que esta dieta busca es lograr que el organismo entre en cetosis para aumentar el metabolismo y quemar las grasas. Si bien es difícil establecer cuántos kilos se puede bajar con la dieta cetogénica en aproximadamente 2 semanas en promedio puede ser alrededor de 4 kilos, pero recuerde que esto depende del metabolismo de cada persona, la edad y el ejercicio físico que realiza.

Es fundamental que además de realizar la dieta

haga ejercicio físico. Usted debe de haber escuchado que con la dieta cetogénica usted puede perder peso sin hacer ejercicio físico, sin embargo esta dieta funciona si usted incluye un plan de ejercicio físico y le va a dar mejores resultados que realizar una dieta tradicional.

Cuando una persona incluye carbohidratos en su dieta y realiza ejercicio físico le lleva aproximadamente 20 minutos de cardio para entrar en la zona de "quemar grasas". Cuando usted realiza la dieta cetogénica siempre está en esta zona de "quemar grasas", por lo tanto, el potencial de pérdida de peso cuando ejercita es mayor.

Usted puede comenzar con 30 minutos de cardio 3 veces por semana y agregar algunos ejercicios de residencia para mejorar su masa muscular.

Como las Bebidas Alchólicas Afectan La Dieta Cetogénica

La tolerancia de las bebidas *alcohólicas* va a bajar cuando usted comience esta dieta.

La cantidad de bebidas alcohólicas que usted ingería sin sentir efectos de intoxicación ahora lo va a sentir con menos alcohol. A continuación le daré una lista de bebidas alcohólicas que puede consumir durante esta dieta

    Brandy, Cognac, Ginebra, Rum, Tequila, Whisky, Vodka

Vinos
    Merlot , Pinot Noir, Cabernet, Chardonnay, Pinot Grigio, Riesling

Champán o Vino Espumoso

La norma es tomar 1 vaso de agua por 1 vaso de alcohol que tome. Trate de reducir el consumo de bebidas alcohólicas

Dieta Cetogénica Plan De 21 Días Para Adelgazar Extremadamente Rápido!

Pasos Para Comenzar La Dieta

Antes de comenzar la dieta organice sus alimentos. Usted podría por lo tanto revisar la lista de compras de la primera semana. Chequee la lista con los alimentos que tiene en su casa para no comprar duplicados.

Tenga en cuenta que para la semana 2 y la semana 3 puede ser que usted ya tenga alimentos incluidos en la lista.

Revise las recetas y si usted está haciendo la dieta sola/o chequee la cantidad de porciones de las recetas y calcule los alimentos a comprar de acuerdo a eso. La mayoría de las recetas son de 1 porción, sin embargo hay otras que no lo son.

Tenga en cuenta que en las semanas 1 y 2 algunas recetas se van a repetir, por lo tanto si le ha sobrado algo, guárdelo en la heladera en un recipiente tapado. Lea las instrucciones de las recetas que alertan la cantidad de días que puede guardar los alimentos.

Cuando revise las recetas si por ejemplo usted no come carne roja, suplántela por pollo.

En las recetas no están incluidas las bebida que puede consumir, sólo en algunas está incluido el café con crema. La sugerencia es que trate en estos 21 días de consumir agua, caldo de hueso y té. Puede consumir café con crema, pero no abuse. Durante el día si quiere tome café negro sin azúcar. Las bebidas alcohólicas están descriptas al comienzo del libro, pero recuerde que se le va a duplicar el efecto del alcohol porque no consume muchos carbohidratos. Por lo tanto tome en forma modera.

Si hay verduras incluidas en la dieta que a usted no le gustan reemplácelas con ensalada de lechuga, tomate y cebolla. Aderece con sal, pimienta y aceite de oliva.

Consejos

- Coma cuando sienta hambre, deje de comer cuanto se sienta satisfecho inclusive si usted no ha limpiado su plato.
- Aumente el consumo de la ingesta de agua, por lo menos 2 o 3 litros diarios

- Haga ejercicio físico, por lo menos camine 30 minutos todos los días

- No tenga miedo de utilizar grasas no saturadas para las ensaladas, como ser aceite de oliva, aceite de sésamo.
- Recuerde que puede experimentar efectos colaterales cuando comienza la dieta. Esta es una etapa transitoria por la que debe pasar hasta que su organismo se adapte a la falta de carbohidratos. El consumo de potasio, sodio y magnesio lo van a ayudar a superar los posibles dolores de cabeza, dolores musculares o fatiga. El potasio lo puede adquirir consumiendo palta o salmón. Si decide tomar suplementos no consuma más de lo normalmente sugerido. El sodio lo puede adquirir con el consumo de sal, no tenga miedo de consumir sal como ser la sal rosada Himalaya o tomar caldo de hueso o utilizarlo para cocinar sus comidas.

Receta de Caldo de Hueso (Del libro de cocina: "Heal Yor Gut" de Boyton y Brackett)

Ingredientes

3-4 libras de huesos con médula o nudillo

2 libras de carne con huesos
½ taza de vinagre de sidra de manzana sin procesar
4 cuartos de agua
3 tallos de apio
3 cebollas
Un puñado de perejil fresco
Sal de mar

Preparación

- Coloque los huesos en una olla, agregue el vinagre de sidra de manzana y el agua. Deje reposar durante 1 hora
- Agregue más agua si es necesario para cubrir los huesos
- Agregue los vegetales y elimine la capa superior
- Coloque la fuente en el fuego a fuego lento y cocine por 24 a 72 horas (puede apagar el fuego durante la noche y prenderlo al día siguiente)
- Durante los últimos 10 minutos de cocción agregue el perejil, mezcle.
- Déjelo enfriar y cuélelo. Agregue la sal de mar al gusto y tómelo así o guárdelo en el refrigerador hasta por 5 o 7 días o congélelo

hasta 6 meses para su uso en sopas o guisos.

1 Taza de caldo de hueso: 50 calorías, 1 g de grasa, 0 g de carbonatos netos, 1 g de proteína.

- Para adquirir magnesio lo más aconsejable es que tome suplementos.

- Elimine de su cocina todo lo es prohibido en la dieta cetogénica. Si siente antojos de azúcar, tome un vaso de agua con un poco de jugo de limón o un té verde o un café con crema.

- Haga una lista de los alimentos que necesita antes de ir al supermercado.

Algunos Aperitivos Saludables Que Puede Consumir

- 1 taza de sopa de hueso

- 1/2 palta con una pizca de sal

- 1 huevo duro

- 2 o 3 palos de apio

- ½ taza de frutillas

- 1 oz almendras

- .2 cuadraditos de chocolate Lindt

Dieta Cetogénica Plan De 21 Días Para Adelgazar Extremadamente Rápido!

Plan De La Dieta De 21 Días

Si usted es novato con esta dieta sería recomendable que una semana antes de comenzar la dieta comience en forma gradual a reducir el consumo de azúcar, los postres, la papa y el arroz. Aumente el consumo de grasa y proteínas. De esta manera su cuerpo se comenzará a adaptar a los cambios.

En la mayoría de los casos usted no va a necesitar contar las calorías en la dieta cetogénica. Sin embargo si a usted le cuesta perder peso o si usted está relativamente en forma y está tratando de bajar una pequeña cantidad de grasa, sería aconsejable que tenga en cuenta las calorías que consume. Si este es su caso siga los siguientes pasos:

El primer paso es calcular los micronutrientes que necesita. Existe un método denominado la fórmula de Mifflin-St Jeor que realiza el cálculo de la siguiente manera:

Dieta Cetogénica Plan De 21 Días Para Adelgazar Extremadamente Rápido!

Hombres: 10 x peso (kg) +6.25 x altura (cm) − 5 x edad (años) + 5

Mujeres: 10 x peso (kg) +6.25 x altura (cm) − 5 x edad (años) - 161

Veamos un ejemplo

Una mujer que pesa 72.7 kg, tiene 30 años y mide 165.1 cm

Le formula es: (10 x 72.7kg) + (6.25 x 165.1cm) − (5 x 30 anos) - 161 = 1448 calorías por día

Puede utilizar la calculadora en línea en http://www.rccc.eu/ppc/calculadoras/BEEMifflin.htm

En esta dieta las calorías totales diarias son de entre 1400 a 1700 calorías. Por lo tanto, si cando usted hizo el cálculo de los micronutrientes y le dio por ejemplo un total de 1440 calorías diarias y el día 1 de la primera semana sugiere un total de 1752 calorías, usted debe comer menos o reemplazar una comida con menos calorías.

Le voy a dar un ejemplo:

Una mujer que pesa 72.7 kg, tiene 30 años y mide 165.1 cm

Le formula es: (10 x 72.7kg) + (6.25 x 165.1cm) – (5 x 30 anos) - 161 = 1448 calorías por día

En esta dieta durante la primera semana, el día 1 sugiere un consumo total de calorías de 1752

- Desayuno: Crema De Leche De Coco Con Frutillas 584 calorías
- Almuerzo: Ensalada De Atún 713 calorías
- Cena: Ensalada Verde Con Bollito De Espinaca 454 calorías
- Total Del día 1: 1752 calorías

La mejor opción sería reemplazar el desayuno, el almuerzo o la cena por otro con menor cantidad de calorías. En este caso busque en la tabla al final del libro donde se describen las tres semanas de la dieta con las calorías, Carbohidratos Netos, proteínas y grasa y elija uno con más bajas calorías. Por ejemplo, puede reemplazar el desayuno de la Crema De Leche De Coco Con Frutillas (584 calorías) por la fritita de Chorizo Con Espinaca (206 calorías) del día 1 de la segunda semana. Entonces usted el día 1 de la primera semana va a consumir:

Dieta Cetogénica Plan De 21 Días Para Adelgazar Extremadamente Rápido!

- Desayuno: ~~Crema De Leche De Coco Con Frutillas 584 calorías~~ Fritata de Chorizo Con Espinaca (206 calorías)
- Almuerzo: Ensalada De Atún 713 calorías
- Cena: Ensalada Verde Con Bollito De Espinaca 454 calorías
- Total Del día 1: 1373 calorías

No se preocupe por la cantidad de proteínas, grasas y carbohidratos porque nos vamos a basar en los principios básicos de la dieta y en cada día los mismos están balanceados.

El objetivo del plan de la dieta cetogénica es lograr un estado del metabolismo denominado cetosis. Cetosis es simplemente un proceso del metabolismo en el cual las células del cuerpo queman partículas de grasa denominados cetonas en vez de utilizar glucosa como energía.

Katey Lyon

Primera Semana

Abreviaciones: C = Carbohidratos Netos

P = Proteínas.
G = Grasa.
C = Calorías

D	Desayuno	Almuerzo	Cena	C	P	G	C
1	Crema De Leche De Coco Con Frutillas	Ensalada De Atún	Ensalada Verde Con Bollito De Espinaca	18	82.2	114	1752
2	Omelet Con Carne	Ensalda De Palta	Chuletas De Cerdo Con Espárragos	11	89.4	129	1615
3	Huevo Con Jamón Crudo	Ensalada De Camarones Con Espinaca	Carne Con Ensalada	19	92.2	108	1465
4	Huevos Revueltos Con Jamón	Carne Con Ensalada Rápida	Salmón Con Judías Verde	19	104	125	1670
5	Huevos Revueltos Con Jamón Y Palta	Ensalada De Palta Con Huevo Duro	Carne Con Ensalada	17	69.4	127	1544
6	Crema De Leche De Coco Con Frutillas	Ensalada De Pollo	Salmón Con Brócoli	35	91.5	135	1683
7	Huevos Duros Con Tocino Y Espinaca	Ensalada De Palta Con Tocino Crugiente	Chuletas De Cerdo Con Espárragos	18	74.8	149	1788

Dieta Cetogénica Plan De 21 Días Para Adelgazar Extremadamente Rápido!

Día 1

Desayuno: Crema De Leche De Coco Con Frutillas

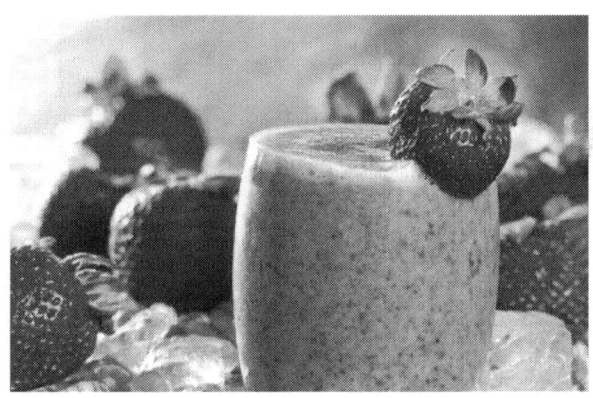

Ingredientes (1 porción)

1 lata de leche de coco
½ taza de frutillas
1 onza de almendras

Preparación

- Coloque 1 lata de leche de coco en la heladera durante 1 noche.

- No la mezcle antes de abrir. Abra la lata y tire el agua de la superficie y coloque la leche en un recipiente y mezcle con una cuchara o con una batidora de mano hasta que se forme una crema. Esta crema puede mantenerse en la heladera por 3 días.
- Para el desayuno coloque en un recipiente las frutillas, las almendras y ½ taza de crema de leche de coco.

Valores totales del desayuno: Carbohidratos netos: 9.8 g, Proteína: 11.2 g, Grasa: 56.5 g. Calorías: 584

Dieta Cetogénica Plan De 21 Días Para Adelgazar Extremadamente Rápido!

Almuerzo: Ensalada de atún

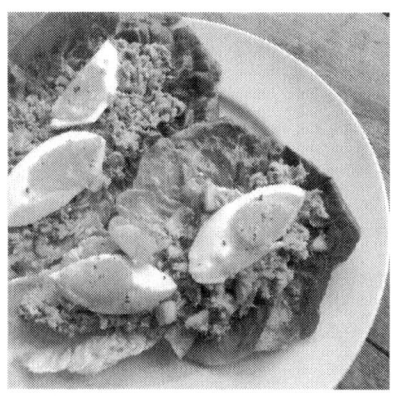

Ingredientes (1 porción)

1 lata de atún (180g/6.3 onzas)
100 g de lechuga cortada en trocitos (1 cabeza pequeña)
1 huevos duros
1 cebolla de verdeo mediana
Unas gotas de limón
Una pizca de sal marina
2 cucharadas de mayonesa

Preparación:

- Cocine los huevos duros
- Coloque la lechuga en un plato

- Mezcle la lata de atún con la cebolla de verdeo y la mayonesa en un recipiente.
- Coloque la mezcla sobre la lechuga previamente adobada con la sal marina y las gotas de limón
- Decore con los huevos duros
- Sirva

Valores totales del almuerzo: Carbohidratos netos: 3.9 g.Proteína: 59.7g.Grasa: 49.6g
Calorías: 713

Cena: Ensalada Verde Con Bollito De Espinaca

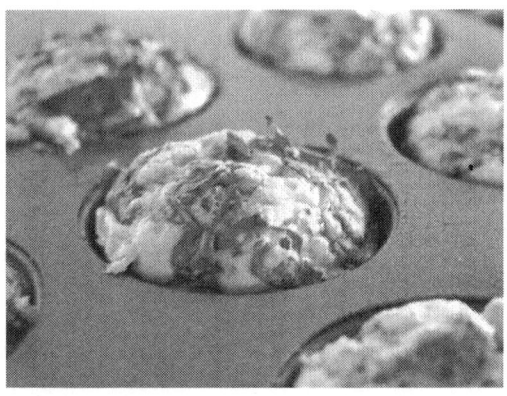

Dieta Cetogénica Plan De 21 Días Para Adelgazar Extremadamente Rápido!

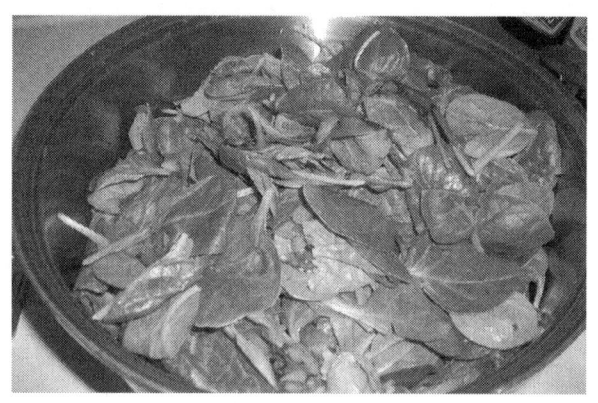

Ingredientes bollitos de espinaca

2 huevos
½ taza de espinaca
Una pizca de sal marina

Ingredientes ensalada
2 tazas de lechuga
½ plata
1 cucharada de aceite de oliva

Preparación

- Coloque los huevos en un recipiente y bata con un tenedor
- Agregue la sal marina y las espinacas cortaditas. Revuelva y coloque la mezcla en un molde para muffins y cocine al horno (350 F) hasta que se doren, entre 15 y 20 minutos.

- Coloque en un plato la lechuga cortada en trocitos y agregue la palta cortada en fetas. Sazone con la sal marina y el aceite de oliva.
- Sirva la ensalada con un bollito de espinaca.

Puede congelar el resto de los bollitos en una bolsa para congelar y sacar de 1 cuando lo necesite. Cuando lo saque del congelador deje que se descongele y puede darle un golpe de calor en el microondas.

Cada bollito tiene aproximadamente 125 calorías (carbohidratos netos: 1.2g, proteína: 6.9g, grasa: 10.2g)

Valores totales de la Cena: Carbohidratos netos: 4.6g.Proteína 18.2g.Grasa: 38.3g.Calorías: 454

Valores Totales De Día 1: Carbohidratos netos: 18.3g. Proteína: 82.2g. Grasa: 114g. Calorías: 1752

Dieta Cetogénica Plan De 21 Días Para Adelgazar Extremadamente Rápido!

Día 2

Desayuno: Omelet Con Carne

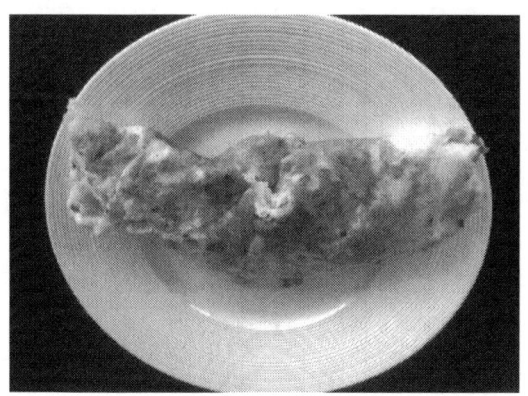

Ingredientes (1 porción)

100g de carne
3 huevos
½ taza de repollo rayado
Sal Marina a gusto

Preparación

- Cocine a fuego lento en una sartén la de carne cortada en trocitos sazonada con un poco de sal marina.
- Bata con un tenedor en un recipiente 3 huevos
- Coloque la mezcla en una sartén a fuego moderado.
- Cuando los huevos estén cocidos agregue la carne en el centro y con una espátula forme el Omelet.
- Retire del fuego y coloque el Omelet en un plato con ½ taza de repollo rallado sazonado con un poco de sal marina.

Valores totales del desayuno: Carbohidratos netos: 2.1g. Proteína: 38.7g. Grasa: 47.3g. Calorías: 608

Almuerzo: Ensalada De Palta

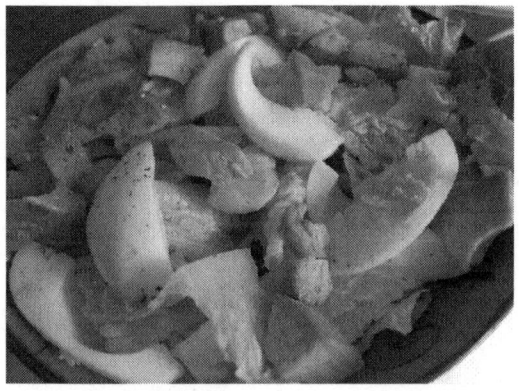

Ingredientes (1 porción)

Dieta Cetogénica Plan De 21 Días Para Adelgazar Extremadamente Rápido!

½ palta
100 g de lechuga
2 huevos duros
1 cebolla de verdeo mediana
Sal marina a gusto
1 cucharada de aceite de oliva

Preparación

Mezcle la lechuga cortada en trocitos con la palta cortada en rebanadas, agregue los huevos cortados en cuatro y sazone con sal marina y aceite de oliva.

Valores totales del almuerzo: Carbohidratos netos 5.2g. Proteína: 15.5g. Grasa: 38.2g. Calorías: 441

Cena: Chuletas De Cerdo Con Espárragos

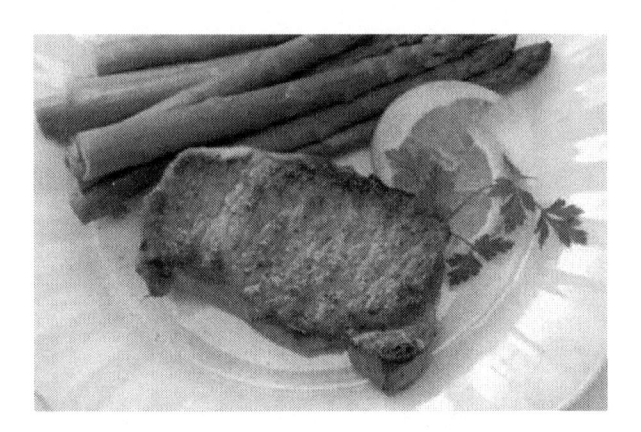

Ingredientes (1 porción)

1 chuleta de cerdo mediana
1 manojo de espárragos
Pan rallado para tamizar la chuleta de cerdo
Sal marina y pimienta a gusto
Unas gotas de jugo de limón

Preparación

- Colocar el pan rallado en una fuente y tamizar la chuleta de cerdo previamente adobada con sal marina y pimienta a gusto.

- En una sartén a fuego moderado colocar una cucharadita de manteca y cuando se derrita cocinar la chuleta de cerdo hasta que esté cocida y dorada. Dele vuelta y vuelta para que se dore de ambos lados.
- Una vez que esté cocida a su gusto servir con los espárragos sazonados con sal marina y unas gotas de limón.

Valores Totales De La Cena: Carbohidratos netos: 4g. Proteína: 35.2g. Grasa: 42.7. Calorías: 566g

Valores Totales De Día 2: Carbohidratos netos: 11.2g. Proteína: 89.4g. Grasa: 129g. Calorías: 1615

Día 3

Desayuno: Huevo Con Jamón Crudo

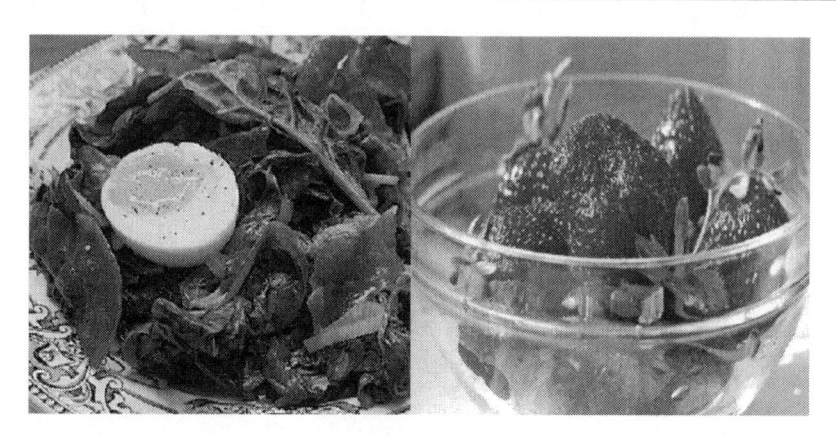

Ingredientes (1 porción)

1 taza de espinacas
1 cucharadita de manteca
1 huevo duro
100g de jamón crudo
1 taza de frutillas

Preparación

- Coloque en una sartén 1 taza de espinaca con 1 cucharadita de manteca y sofría hasta que se suavicen un poco.
- Coloque un huevo duro en un plato con el jamón crudo y la espinaca.
- Adicione al desayuno 1 taza de frutillas.

Valores totales del desayuno: carbohidratos netos: 8.7g. Proteína: 30.9g. Grasa: 25.4g. Calorías: 421

Almuerzo: Ensalada De Camarones Con Espinaca

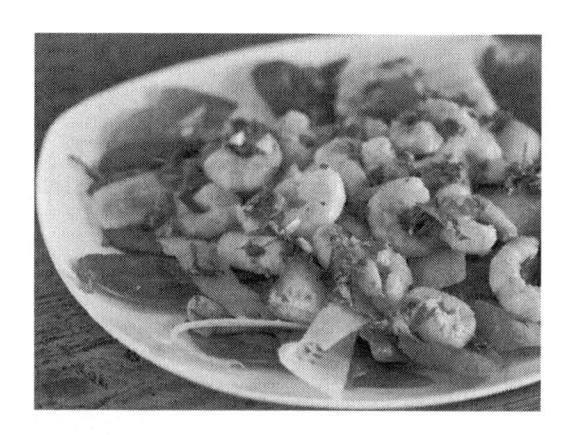

Dieta Cetogénica Plan De 21 Días Para Adelgazar Extremadamente Rápido!

Ingredientes (1 porción)

200g de camarones crudos
2 tazas de espinaca
¼ taza de aceitunas negras o verdes
2 cucharadas de aceite de oliva
Sal y pimienta a gusto

Preparación

- Sofría los camarones en una sartén con un poquito de manteca. Cuando estén listos retire del fuego.
- Coloque en un bol la espinaca, los camarones y las aceitunas. Condimente con sal, pimienta y el aceite de oliva.
- Sirva

Valores totales del almuerzo: carbohidratos netos:

1.9g. Proteína: 30.90. Grasa. Calorías: 564

Cena: Carne Con Ensalada

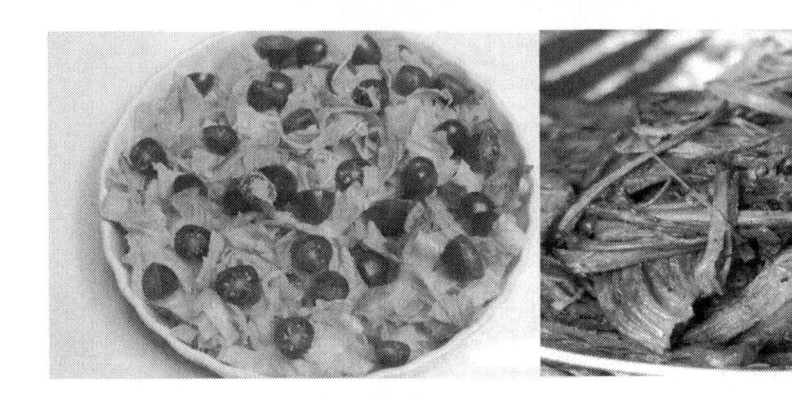

Ingredientes (1 porción)

150 g de carne cocinada en olla de cocción lenta
1 lechuga pequeña
1 taza de tomate cherry
1 cebolla mediana cortadita en trocitos
1 cucharada de aceite de oliva
1 cucharada de albahaca picada
1 cucharada de aceite de oliva
Sal marina a gusto

Preparación

Dieta Cetogénica Plan De 21 Días Para Adelgazar Extremadamente Rápido!

- Cocine la carne en una olla de cocción lenta con un poco de sal y pimienta. .
- En un recipiente prepare la ensalada mezclando la lechuga cortada en trocitos con los tomates, la cebolla y la albahaca. Sazone con sal marina, pimienta y el aceite de oliva.
- Sirva la carne con la ensalada.

Valor total de la cena: carbohidratos netos: 8g. Proteína: 30.5g. Grasa: 34.7g. Calorías: 479g

Valores Totales De Día 3: Carbohidratos netos: 18.6g. Proteína: 92.2g. Grasa: 108g. Calorías: 1465

Katey Lyon

Día 4

Desayuno: Huevos Revueltos Con Jamón

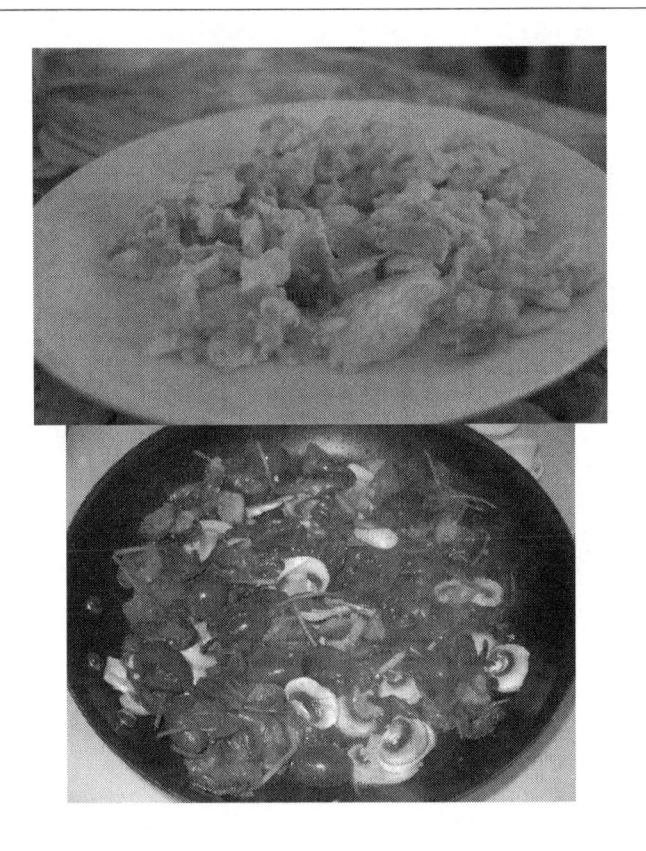

Ingredientes (1 porción)

3 huevos revueltos

Dieta Cetogénica Plan De 21 Días Para Adelgazar Extremadamente Rápido!

1 feta de jamón cocido
¼ taza de tomates cherry
½ taza de espinaca
1 hongo portobello grande
Sal marina a gusto y un poquito de aceite de oliva

Preparación

- Prepare los huevos revueltos con el jamón cortadito en trocitos.
- Corte el hongo portobello en trocitos
- En una sartén coloque un poquito de aceite de oliva, adicione los trocitos de hongo portobello y la acelga.
- Sofría por unos minutos, adicione los tomates cherry y condimente con la sal marina a gusto
- Sirva.

Valor total del desayuno: carbohidratos netos: 5.8g. Proteína: 28.2g. Grasa: 37.8g. Calorías: 490

Almuerzo: Carne Con Ensalada Rápida

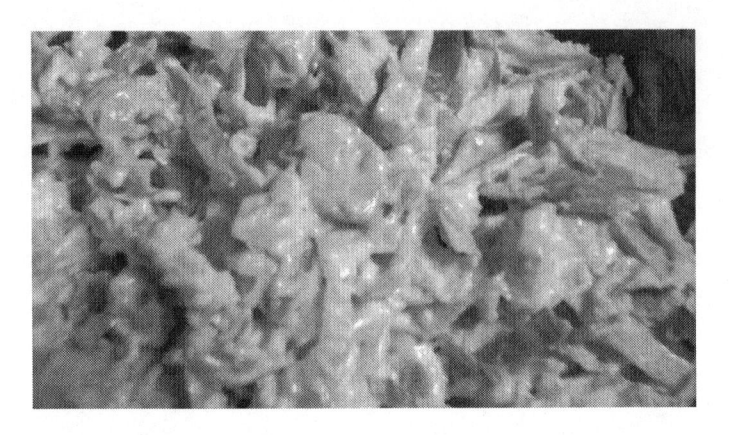

Ingredientes (1 porción)

150 g de carne cocinada en olla de cocción lenta
2 tazas de vegetales como ser lechuga, acelga, espinaca, etc.
2 cucharadas de mayonesa
Sal marina a gusto

Preparación

- Cocine la carne en una olla de cocción lenta con un poco de sal y pimienta y córtela en trozos pequeños.
- Prepare la ensalada mezclando las verduras cortadas en trocitos junto con la carne. Agregue sal y pimienta a gusto, la mayonesa y mezcle con una cuchara.
- Sirva

Dieta Cetogénica Plan De 21 Días Para Adelgazar Extremadamente Rápido!

Valores totales del almuerzo: carbohidratos netos: 4.3g. Proteína: 29.8g. Grasa: 45.5g. Calorías: 555

Cena: Salmón Con Judías Verdes

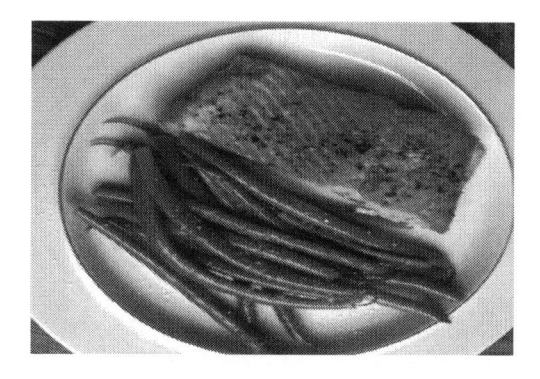

Ingredientes (1 porción)

200 g de filete de salmón
1 paquete de judías verdes
Unas gotas de limón
Sal marina a gusto

Preparación

- Sazonar el salmón con la sal marina y el limón.
- Sofreír el salmón con una cucharada de manteca.
- En otra sartén sofreír las judías verdes con una cucharada de manteca.
- Servir.

Valores totales de la cena: Carbohidratos netos: 8.9g. Proteína: 46.5. Grasa: 42.2g. Calorías: 624

Valores totales del Día 4: Carbohidratos netos: 19.1g. Proteína: 104g. Grasa: 125g. Calorías: 1670

Día 5

Desayuno: Huevos Revueltos Con Jamón Y Palta

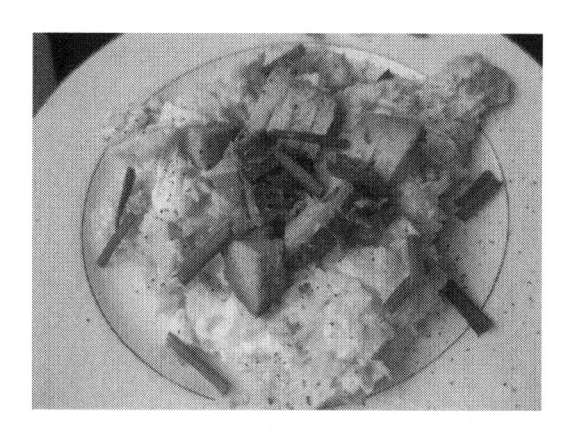

Dieta Cetogénica Plan De 21 Días Para Adelgazar Extremadamente Rápido!

Ingredientes (1 porción)

2 huevos revueltos
1 cebolla de verdeo pequeña
2 fetas de jamón cocido
½ palta
½ taza de repollo rayado

Preparación

- Prepare los huevos revueltos en una sartén con ½ cucharadita de aceite de oliva.
- Corte la cebolla de verdeo en trocitos
- Corte la palta en trocitos
- Sirva en un plato los huevos revueltas y coloque encima la palta y la cebolla de verdeo
- Rallar el repollo con un rayador

- En un plato pequeño coloque el repollo rayado sazonado con un poco de sal y pimienta a gusto y ½ cucharadita de aceite de oliva. Adicione las 2 fetas de jamón cocido...

Valor total del desayuno: carbohidratos netos: 3.8g. Proteína: 23.5g. Grasa: 54.4g. Calorías: 623

Almuerzo: Ensalada de Palta Con Huevo Duro

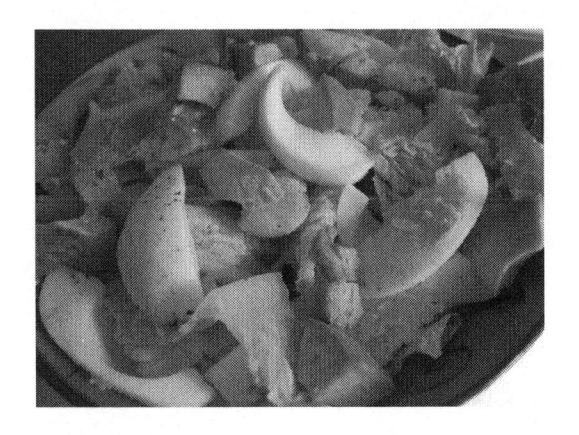

Ingredientes (1 porción)

½ palta
1 lechuga pequeña

Dieta Cetogénica Plan De 21 Días Para Adelgazar Extremadamente Rápido!

2 huevos duros
1 cebolla de verdeo pequeña
Jugo de limón
Sal marina a gusto
1 cucharada de aceite de oliva

Preparación

Coloque en un bol la lechuga, la cebolla de verdeo y la palta cortada en trocitos. Agregue los huevos duros. Sazone con jugo de limón, sal marina y el aceite de oliva.

Valor total del almuerzo: Carbohidratos netos: 5.2g. Proteínas: 15.5g. Grasa: 38.2g. Calorías: 441

Cena: Carne Con Ensalada

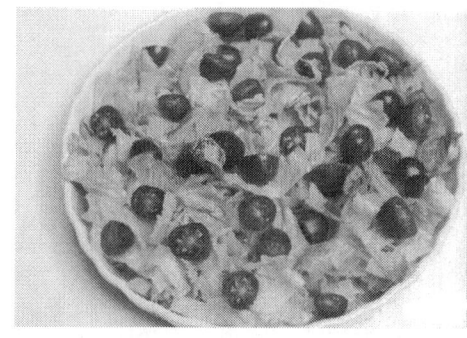

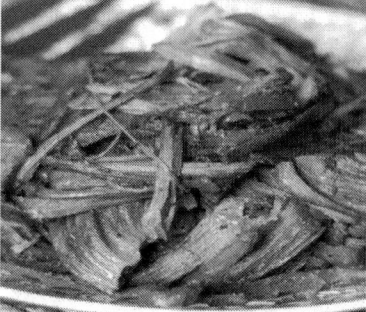

Ingredientes (1 porción)

150 g de carne cocida en olla de cocción lenta
1 lechuga pequeña
1 taza de tomate cherry
1 cebolla mediana cortadita en trocitos
1 cucharada de aceite de oliva
1 cucharada de albahaca picada
Sal marina a gusto

Preparación

- Cocine la carne en una olla de cocción lenta con un poco de sal y pimienta.
- Prepare la ensalada mezclando la lechuga cortada en trocitos con los tomates, la cebolla y la albahaca. Sazone con sal marina, pimienta y el aceite de oliva.
- Sirva la carne con la ensalada.

Valor total de la cena: carbohidratos netos: 8g. Proteína: 30.5g. Grasa: 34.7g. Calorías: 479g

Valores Totales De Día 5: Carbohidratos netos: 17g. Proteína: 69.4g. Grasa: 127g. Calorías: 1544

Dieta Cetogénica Plan De 21 Días Para Adelgazar Extremadamente Rápido!

Día 6

Desayuno: Crema De Leche De Coco Con Frutillas

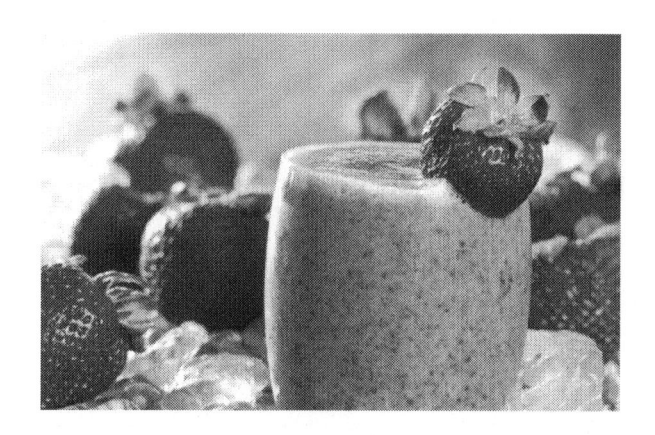

Ingredientes (1 porción)

1 lata de leche de coco
½ taza de frutillas
1 onza de almendras

Preparación

- Coloque 1 lata de leche de coco en la heladera durante 1 noche.

- No la mezcle antes de abrir. Abra la lata y tire el agua de la superficie y coloque la leche en un recipiente y mezcle con una cuchara o con una batidora de mano hasta que se forme una crema. Esta crema puede mantenerse en la heladera por 3 días.
- Para el desayuno coloque en un recipiente las frutillas, las almendras y ½ taza de crema de leche de coco.

Valores totales del desayuno: Carbohidratos netos: 9.8 g, Proteína: 11.2 g, Grasa: 56.5 g. Calorías: 584

Almuerzo: Ensalada De Pollo

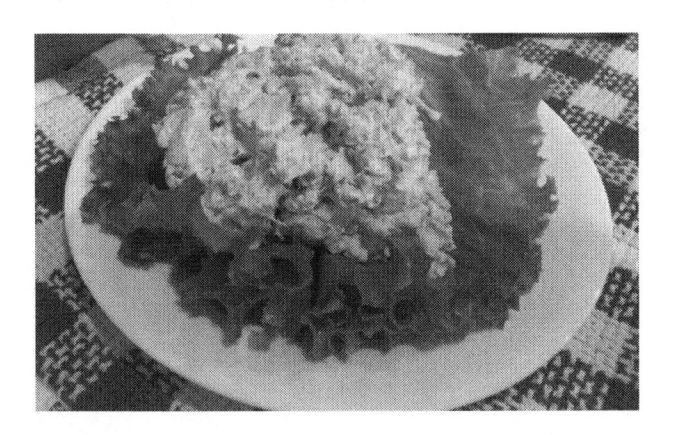

Ingredientes (1 porción)

150g de pollo cocido cortado en trocitos
1 cabeza de lechuga pequeña cortada en trocitos
2 huevos duros cortados por la mitad
1 cebolla pequeña cortada en trocitos
Sal marina a gusto
2 cucharadas de mayonesa

Preparación

Combinar en un bol el pollo, los huevos duros y la cebolla, sazonar con sal a gusto y la cebolla. Servir sobre un colchón de lechuga sazonada con sal y pimienta a gusto y unas gotitas de aceite de oliva.

Valor total del almuerzo: carbohidratos netos: 3.1g. Proteína: 42.7g. Grasa: 41g. Calorías: 560

Cena: Salmón Con Brócoli

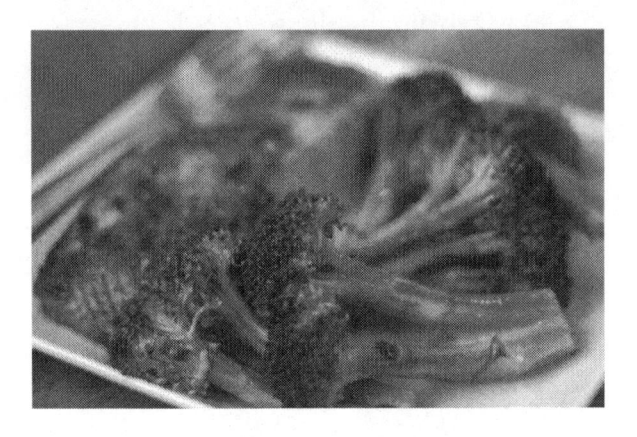

Ingredientes (1 porción)

150g de salmón sofreído con 1 cucharada de manteca
2 tazas de brócoli cocinado al vapor
Sal marina
Pimienta
180g / 6.4 oz de aceite de olive
Jugo de limón

Preparación

- Sofreír el salmón con la manteca sazonado con la sal marina y pimienta a gusto. Cocinar al vapor el brócoli y sazonarlo con sal marina a gusto, pimienta y el aceite de oliva.
- Servir.

Dieta Cetogénica Plan De 21 Días Para Adelgazar Extremadamente Rápido!

Valor total de la cena: carbohidratos netos: 7.7g. Proteína: 37.6g. Grasa: 38.1g. Calorías: 537

Valores totales del Día 6: carbohidratos netos: 35.2g. Proteína: 91.5g. Grasa: 135g. Calorías: 1683

Día 7

Desayuno: Huevos Duros Con Tocino Y Espinaca

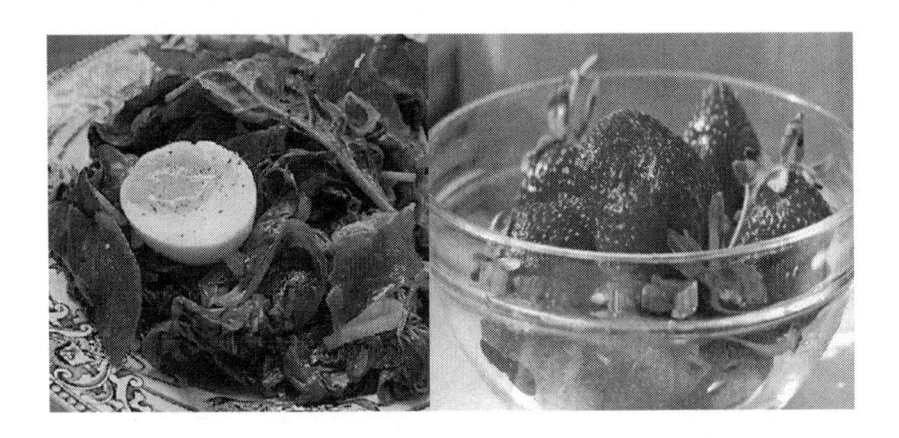

Ingredientes (1 porción)

2 huevos duros
1 feta de de tocino crujiente
½ palta
1 taza de espinaca cocinada a fuego lento
1 cucharada de manteca
½ taza de frutillas

Preparación

- Sofreír la espinaca en una sartén a fuego lento.
- Cocinar los huevos duros
- Cocinar el tocino en una sartén hasta que quede crujiente.
- Servir la espinaca, los huevos duros cortados en dos, la palta y el tocino con las frutillas.

Valores totales del desayuno: carbohidratos netos: 7.7g. Proteína: 25.3g. Grasa: 48g. Calorías: 600

Almuerzo: Ensalada De Espinaca Con Palta Y Tocino Crujiente

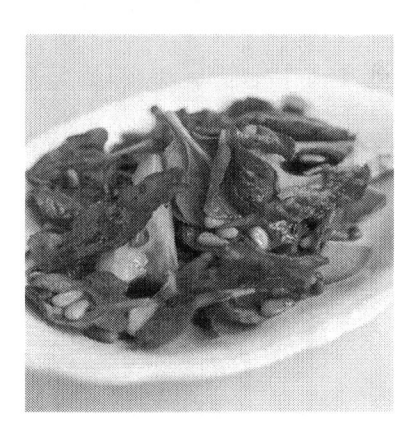

Ingredientes (1 porción)

2 fetas de tocino crujiente

2 tazas de espinaca fresca
1 palta
1 cucharadita de mostaza
1 cucharada de mayonesa
Sal marina a gusto

Preparación

- Preparar las fetas de tocino crujientes.
- En un bol colocar la espinaca cortadita, la palta cortada en fetas y el tocino. Sazonar con la mostaza, la mayonesa y la sal a gusto.
- Mezclar y servir.

Valores totales del almuerzo: Carbohidratos netos: 5.8g. Proteína: 14.2g. Grasa: 57.4g. Calorías: 621

Cena: Chuletas De Cerdo Con Espárragos

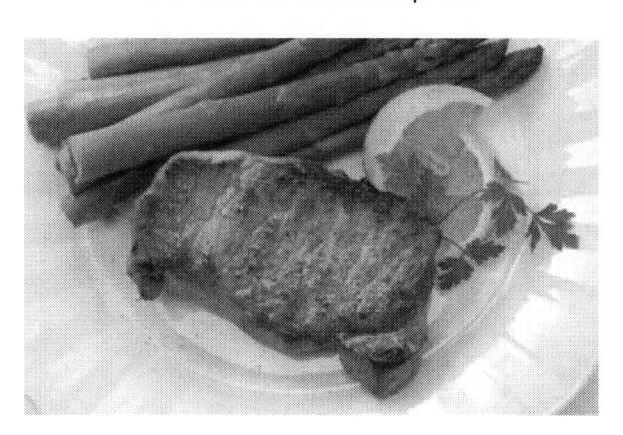

Dieta Cetogénica Plan De 21 Días Para Adelgazar Extremadamente Rápido!

Ingredientes (1 porción)

1 chuleta de cerdo mediana
1 manojo de espárragos
Pan rallado para tamizar la chuleta de cerdo
Sal marina a gusto
Unas gotas de jugo de limón

Preparación

- Colocar el pan rallado en una fuente y tamizar la chuleta de cerdo previamente adobada con sal marina.
- En una sartén a fuego moderado colocar una cucharadita de manteca y cuando se derrita cocinar la chuleta de cerdo hasta que esté cocida y dorada. Dele vuelta y vuelta para que se dore de ambos lados.

- Una vez que esté cocida a su gusto servir con los espárragos sazonados con sal marina y unas gotas de limón.

Valores Totales De La Cena: Carbohidratos netos: 4g. Proteína: 35.2g. Grasa: 42.7. Calorías: 566g

Valores Totales De Día 7: Carbohidratos netos: 17.5g. Proteína: 74.8g. Grasa: 149g. Calorías: 1788

Dieta Cetogénica Plan De 21 Días Para Adelgazar Extremadamente Rápido!

Lista De Compra De La Primera Semana

A continuación le daré la lista de compras de la primera semana, debe tomar en cuenta que muchos de estos alimentos ya debe tenerlos en su casa. También debe considerar si las recetas son de 1 porción o más.

Verduras y Frutas

700g de espinaca
Más o menos ½ kg de lechuga

4 paltas
3 cebollas de verdeo
2 cabezas de repollo
1 manojo de espárragos
2 tazas ½ de frutillas
3 tazas de tomate cherry
3 cebollas
1 hongo portobello grande
2 tazas de vegetales como ser lechuga, acelga, espinaca, etc.

1 paquete de judías verdes
1 brócoli
1 manojo de espárragos

2 limones

Carnes / Pescado / Pollo

1 lata de atún (180g/6.3 onzas)
3 fetas de jamón cocido
2 chuletas de cerdo medianas
100g de jamón crudo
200g de camarones crudos
600 gramos de carne
150g de pollo

500 g de filete de salmón
3 fetas de de tocino

Otros y Aderezos

2 latas de leche de coco
2 onzas de almendras
19 huevos
¼ taza de aceitunas negras o verdes
Sal Marina
Pimienta
Mayonesa
Mostaza
Aceite de oliva
Manteca
Albahaca un ramito

Pan rallado

Segunda Semana

Abreviaciones: C = Carbohidratos Netos
P = Proteínas.
G = Grasa.
C = Calorías

Día	Desayuno	Almuerzo	Cena	C	P	G	C
1	Fritata De Chorizo Con Espinaca	Ensalada De Huevo	Pollo Asado Con Gratín De Coliflor	14	88	132	1650
2	Omelet Con Carne	Ensalada De Pollo	Chorizo Italiano Con Brócoli	12	88	100	1217
3	Panqueques Con Queso Crema	Ensalada De Palta	Albóndigas Con Ensalada De Coliflor	15	58.5	115.2	1318
4	Omelet De Jamón Y Queso	Envueltos De Ensalada De Atún	Cacerola De Zapallo	14	79.4	115.9	1473
5	Crema De Leche De Coco Con Frutillas	Ensalada De Huevo	Albóndigas Con Queso	15	64	122.3	1440
6	Omelet De Cebolla Y Champiñone	Ensalada De Tomate Y Mozarela	Crema De Pollo Con Paprikra	14	81.6	101.7	1229

Dieta Cetogénica Plan De 21 Días Para Adelgazar Extremadamente Rápido!

	s						1
7	Picadillo De Zapallitos	Palta Rellena	Pastel De Pescado	18	63.6	109.3	133 36

Día 1

Desayuno: Fritata De Chorizo Con Espinaca

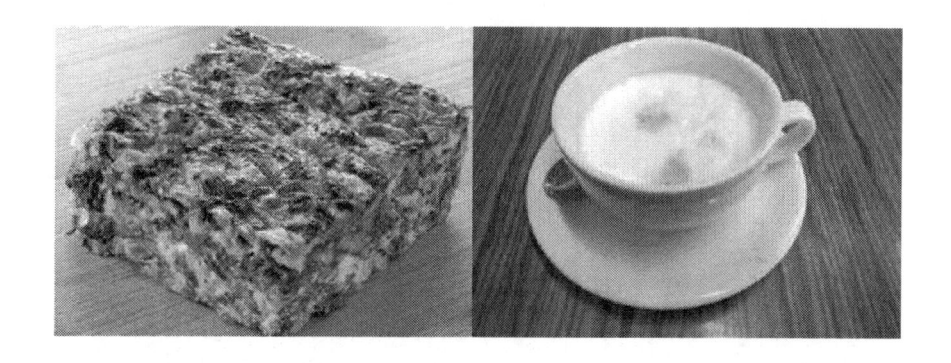

Ingredientes (12 porciones)

12 oz de chorizo
10 oz de espinaca cortaditas en trocitos
½ taza de queso feta
12 huevos

½ taza de crema
½ taza de leche de almendras sin azúcar
½ cucharadita de sal
¼ cucharadita de pimienta
¼ cucharadita de nuez moscada

Instrucciones

- Corte el chorizo en trozos pequeños y colóquelos en un bol. Añada la espinaca, el queso feta y combine.
- Coloque esta mezcla en una fuente (13x9 pulgadas), previamente en mantecada.
- Mientras tanto coloque en un bol los huevos batidos, la crema, la leche de almendra, la sal, la pimienta y la nuez moscada y mezcle todo con una cuchara de madera. Coloque esta mescla sobre la mezcla que tiene en la fuente.
- Cocine a 375 F por 50 minutos.
- Deje enfriar y corte en cuadrados de 3 pulgadas.
- Desayune 1 cuadrado con un café con 2 cucharadas de crema.

Cada cuadrado es una porción. Puede congelar el resto en una bolsa de plástico para congelar y sacar de a uno cuando lo necesite. Cuando saque un cuadradito congelado, deje que se descongele y luego le puede dar un golpe de calor en el microondas.

Valor total del desayuno por cada cuadrado: carbohidratos netos: 1g. Proteína: 12g. Grasa: 16g. Calorías: 206

Valor total del café con crema: carbohidratos netos 1g. Proteína: 1g. Grasa: 11g. Calorías: 120

Almuerzo: Ensalada De Huevo

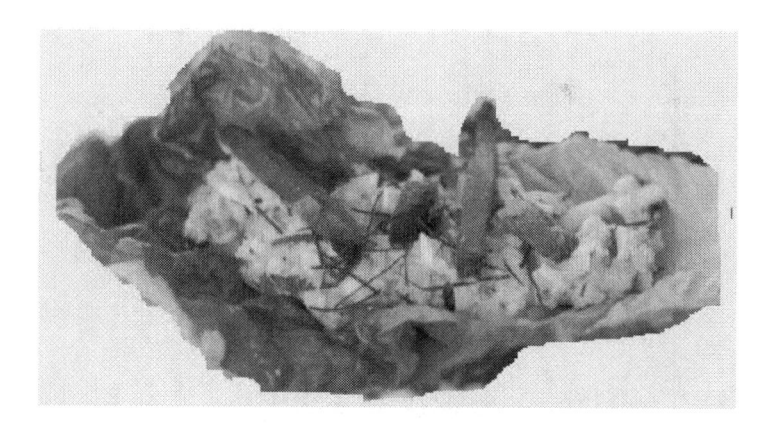

Ingredientes (4 porciones)

6 Huevos

2 cucharadas de mayonesa
1 cucharadita de mostaza
1 cucharadita de jugo de limón
Sal marina y pimienta a gusto
4 Hojas de lechuga Romana
2 fetas de tocino

Preparación

- Cocine los huevos (huevos duros).
- Coloque los huevos duros en un procesador con la mayonesa, la mostaza, el jugo de limón, la sal y la pimienta a gusto.
- En un plato coloque una hoja de lechuga, en el centro coloque ½ taza la pasta que recién preparó con los huevos y decore con ½ feta de el tocino. Sirva

Valor por porción total del almuerzo: carbohidratos netos 0.85. Proteína 10g. Grasa 14g. Calorías 166

Cena: Pollo Asado Con Gratén De Coliflor

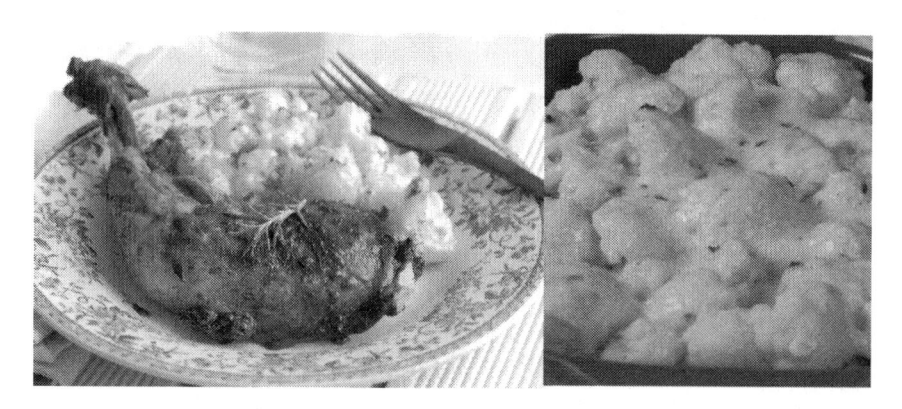

Dieta Cetogénica Plan De 21 Días Para Adelgazar Extremadamente Rápido!

Gratén De Coliflor (6 Porciones)

4 tazas de coliflor cortadito en trozos
4 cucharadas de manteca
1/3 taza de crema
Sal y pimienta a gusto
6 fetas de pimienta Jack queso

6 oz pieza de pollo (pechuga, muslo, o pollo deshuesado) cocido al horno
2 tazas de lechuga Romana cortadita
Aderezo para ensalada César

Instrucciones

- Combine en un bol que pueda usar con el microondas la coliflor, la manteca, la crema, la sal y la pimienta y mezcle.
- Cocine en el microondas por 25 minutos o hasta que el coliflor esté blando.
- Saque del microondas y haga un puré.
- Coloque las fetas de queso sobre el puré y cocine en el microondas por 2 o 3 minutos más, hasta que el queso se derrita.
- Sirva una porción de pollo con ¾ de taza del gratín de coliflor.
- Acompañe con 2 tazas de lechuga romana cortadita en trozos con 2 cucharadas de aderezo para ensalada César

Puede guardar el resto del gratín de coliflor por 2 o 3 días en la heladera en un recipiente cerrado.

Valor total de la cena: carbohidratos netos: 5g. Proteína: 50g. Grasa: 48g. Calorías: 677

Valores totales del día 1: carbohidratos netos: 14g. Proteína: 88g. Grasa: 132g. Calorías: 1650

Día 2

Desayuno: Omelet Con Carne

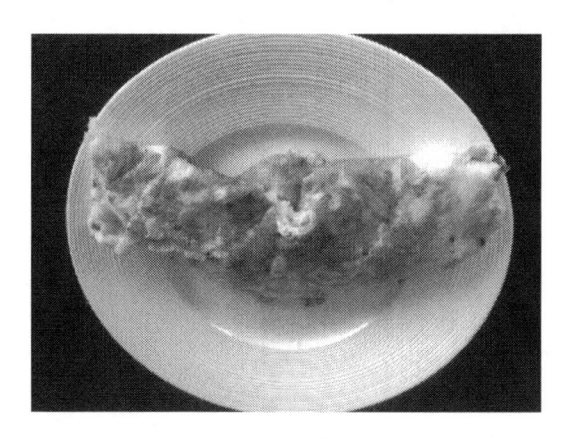

Dieta Cetogénica Plan De 21 Días Para Adelgazar Extremadamente Rápido!

Ingredientes (1 porción)

100g de carne
3 huevos
½ taza de repollo rayado
Sal Marina a gusto

Preparación

- Cocine a fuego lento en una sartén la de carne cortada en trocitos sazonada con un poco de sal marina.
- Bata con un tenedor en un recipiente 3 huevos
- Pon a calentar un poco de mantequilla en una sartén a fuego moderado. Vierte los huevos, esparciéndolos de manera uniforme con una espátula.

- Cuando los huevos estén cocidos de la parte de abajo, pero estén ligeramente suaves de la parte de arriba, agrégales la carne. Continúa cocinando los huevos hasta que tengan burbujas en la parte de arriba.
- Utiliza una espátula para voltear el *Omelet* suavemente. Continúa cocinándolo por uno o dos minutos más hasta que esté completamente firme.
- Retire del fuego y coloque el Omelet en un plato con ½ taza de repollo rallado sazonado con un poco de sal marina.

Valores totales del desayuno: Carbohidratos netos: 2.1g. Proteína: 38.7g. Grasa: 47.3g. Calorías: 608

Almuerzo: Ensalada De Pollo

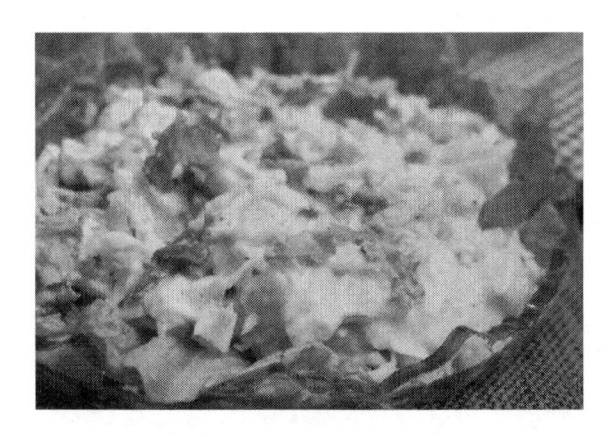

Dieta Cetogénica Plan De 21 Días Para Adelgazar Extremadamente Rápido!

Ingredientes (1 porción)

1 taza de pollo cortado en trozos (hervido o asado)
2 tazas de lechuga Romana

2 cucharadas de aderezo para ensalada César

Preparación

Coloque en un bol la lechuga cortada con el pollo. Adobe con el aderezo para ensalada César. Sirva

Valor total del almuerzo: carbohidratos netos: 3g. Proteína: 44g. Grasa: 29g. Calorías: 462

Cena: Chorizo Italiano Con Brócoli

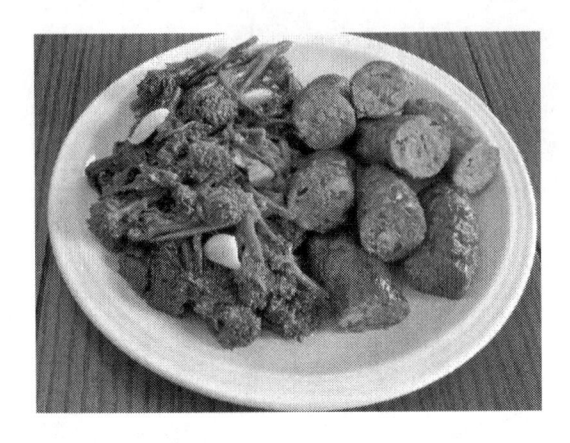

Ingredientes (1 porción)

1 chorizo Italiano cocinado y cortado en trocitos
1 taza de brócoli cocinado al vapor
1 cucharada de manteca derretida
2 cucharadas de queso parmesano rallado
Preparación: Mezcle el brócoli con la manteca y rocíe con queso parmesano. Sirva con el chorizo Italiano

Valor total de la cena: carbohidratos netos: 7g. Proteína: 21g. Grasa: 33g. Calorías: 429

Valores totales del Día 2: carbohidratos netos: 12g. Proteína: 88g. Grasa: 100g. Calorías: 1217

Dieta Cetogénica Plan De 21 Días Para Adelgazar Extremadamente Rápido!

Día 3

Desayuno: Panqueques Con Crema De Queso

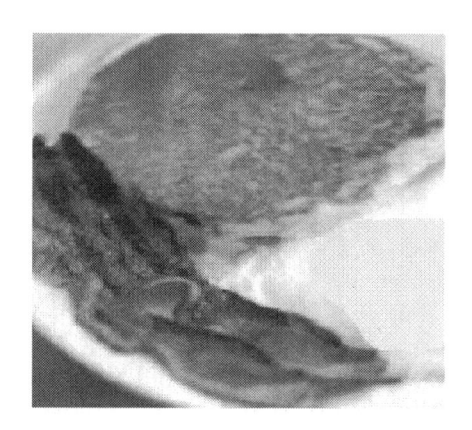

Ingredientes   (4 porciones)

2 oz de crema queso
2 huevos
1 cucharadita de sustituto de azúcar
½ cucharadita de canela
8 fetas de tocino
Crema para café

Preparación

- Mezcle todos los ingredientes en una batidora. (crema de queso, huevos, sustituto de azúcar y canela)
- Coloque en una sartén con un poquito de manteca ¼ de la mezcla, cocine de los dos lados. Continúe hasta hacer 4 panqueques.

Consuma 1 panqueque con dos fetas de tocino y 1 café con 2 cucharadas de crema.

Valor total del desayuno: carbohidratos netos: 2g. Proteína: 14g. Grasa: 33g. Calorías: 384

Almuerzo: Ensalada De Palta

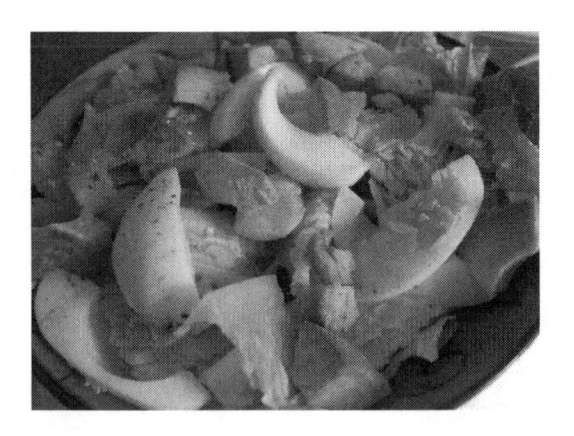

Ingredientes (1 porción)

½ palta
100 g de lechuga
2 huevos duros
1 cebolla de verdeo mediana
Sal marina a gusto
1 cucharada de aceite de oliva

Preparación

Mezcle la lechuga cortada en trocitos con la palta cortada en rebanadas, agregue los huevos cortados en cuatro y sazone con sal marina y aceite de oliva.

Valores totales del almuerzo: Carbohidratos netos 5.2g. Proteína: 15.5g. Grasa: 38.2g. Calorías: 441

Cena: Albóndigas Con Ensalada De Coliflor

Katey Lyon

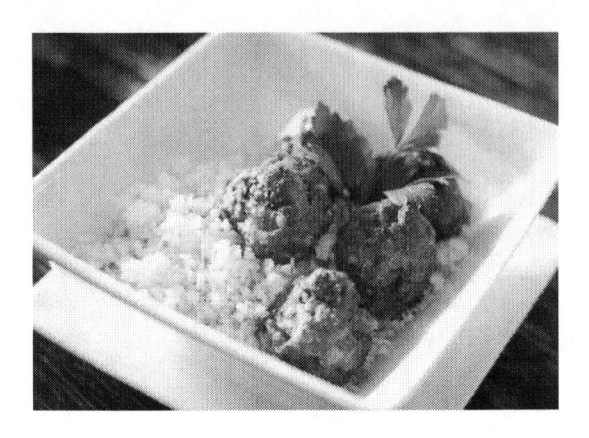

Ingredientes (4 porciones)

2 tazas de coliflor cortada en trocitos
½ taza de achicoria cortada en trocitos
½ taza de corazones de alcachofa cortadito en trocitos
½ taza de albahaca picada
½ taza de queso parmesano rallado
3 cucharadas de aceitunas picadas
1 diente de ajo
3 cucharadas de aceite de oliva
3 cucharadas de vinagre balsámico
Sal marina y pimienta a gusto

Instrucciones:

- Cocine la coliflor en una olla o en el microondas.
- En un bol combine los ingredientes junto con la coliflor.

- En otro bol mezcle el aceite de oliva con el vinagre y sazone la mezcla anterior.

Albóndigas

Ingredientes (porciones: 16 albóndigas)

1 libra de carne picada
¼ taza de queso feta
2 cucharadas de tomates secos picados
1 cucharada de hojas de tomillo
1 huevo
½ cucharadita de polvo de ajo
¼ taza de harina de almendras
2 cucharadas de agua
Aceite de oliva para sofreír las albóndigas

Preparación

- Combine todos los ingredientes, sin el aceite de oliva, en un bol y mezcle.
- Forme 16 albóndigas y sofría las en una sartén con el aceite de oliva.
- Cada porción incluye: 4 albóndigas
- Para la cena, sirva ½ taza de ensalada de coliflor en un plato con 4 albóndigas. Acompañe con 2 tazas de espinaca cruda sazonada con sal y aceite de oliva.

Valor total de la cena: carbohidratos netos: 7.5g. Proteína: 29g. Grasa: 44g. Calorías: 493

Valores totales del Día 2: Carbos Netos 14.7g. Proteína 58.5g. Grasa 115.2 g.Calorías 1318

Dieta Cetogénica Plan De 21 Días Para Adelgazar Extremadamente Rápido!

Día 4

Desayuno: Omelet De Jamón Y Queso

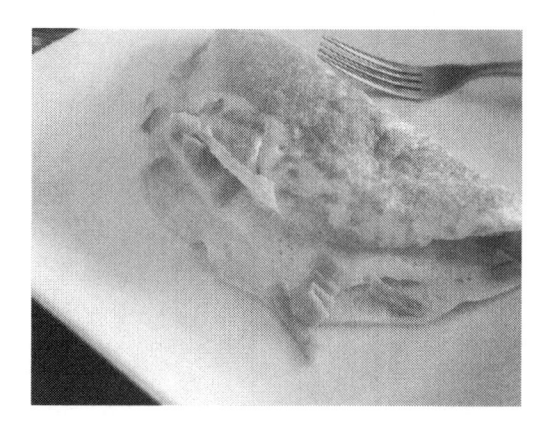

Ingredientes (1 porción)

2 huevos
1 cucharada de agua
1 pizca sal
1 pizca de pimienta
1 cucharada de aceite de coco o manteca sin sal
1 onza de jamón cocido coradito en cubitos
1 onza de queso mozzarella cortadito en cubitos

Preparación

- Coloque los huevos en un bol y agregue el agua, la sal y la pimienta y bata con un tenedor
- Ponga a calentar un poco de mantequilla en una sartén a fuego moderado. Vierta los huevos, esparciéndolos de manera uniforme con una espátula.
- Cuando los huevos estén cocidos de la parte de abajo, pero estén ligeramente suaves de la parte de arriba, agrégales el jamón y el queso. Continúe cocinando los huevos hasta que tengan burbujas en la parte de arriba.
- Utilice una espátula para voltear el *Omelet* suavemente. Continúa cocinándolo por uno o dos minutos más hasta que esté completamente firme.
- Sirva.

Valor total de el desayuno: carbohidratos netos: 4.9g. Proteína: 25g. Grasa: 44g. Calorías: 522

Almuerzo: Envueltos De Ensalada De Atún

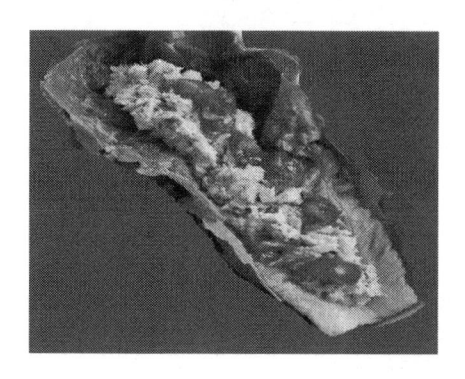

Dieta Cetogénica Plan De 21 Días Para Adelgazar Extremadamente Rápido!

Ingredientes (2 porciones)

2 latas de atún (3.75 oz)
¼ taza y 2 cucharadas de mayonesa
½ cucharadita de sal
½ cucharadita de cebolla seca o 2 cucharadas de cebollines frescos
Envueltos: 6 hojas de lechuga Boston

Preparación

- En un bol coloque el atún, la mayonesa, la sal y los cebollines
- Mezcle y coloque 3 cucharadas de la mezcla en cada hoja de lechuga en el centro.
- Decore con tomatitos
- Sirva 1 porción

- Guarde el resto de la mezcla en la heladera en un frasco cerrado por 4 días

Valor total de el almuerzo: Carbohidratos netos 0.8g. Proteína 23.9g. Grasa 37.2g. Calorías 442

Cena: Cacerola De Zapallo

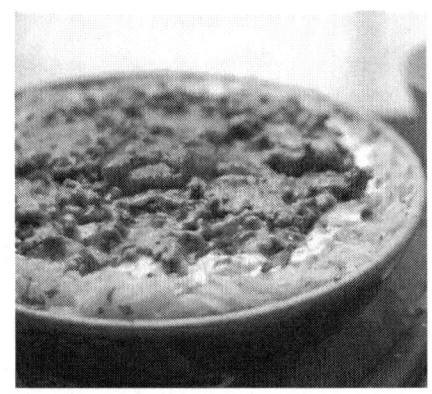

Ingredientes (8 porciones)
Para el chili

1 libra de carne picada
1 cucharadita de comino
1 cucharadita de cilantro
½ cucharadita de ajo en polvo
1 cucharadita de orégano seco
½ taza de salsa de tomate
Sal marina y pimienta a gusto

Para la cacerola

4 tazas de espagueti de calabaza cocinado
2 cucharadas de manteca derretida
¾ de crema agria
1 5/4 de queso rayado

2 tazas de espinacas

Instrucciones

Para hacer el chili

En una sartén mediana sofría la carne picada sazonada con sal y pimienta a gusto en un poquito de aceite de oliva. Agregue los ingredientes del chili y mezcle bien. Cocine por 10 minutos más a fuego lento

Para la cacerola

- En un bol coloque el espagueti cocinado y mézclelo con la manteca.
- Sazone con sal y pimienta a gusto
- Coloque los fideos en una fuente para horno de 12-14 pulgadas, rocíe con ¾ del queso rallado.
- Agregue encima la crema agria y disperse bien sobre el queso rallado.
- Coloque encima el chili y disperse bien sobre la crema agria
- Rocíe nuevamente con el resto del queso rallado

- Cocine por 30 minutos a 350 F. Retire del horno y rocíe con un poco de cilantro y la salsa.
- Sírvase 1 ½ taza y acompañe con ensalada de espinaca cruda con sal y pimienta a gusto con 1 cucharadita de aceite de oliva

Cada porción es 1 ½ taza. Valor total del almuerzo: carbohidratos netos 6g. Proteína 25g. Grasa 20g. Calorías 298
Valore totales del día 4: Carbos Netos 13.7g. Proteína 79.4g. Grasa 115.9g. Calorías 1473

Día 5

Desayuno: Crema De Leche De Coco Con Frutillas

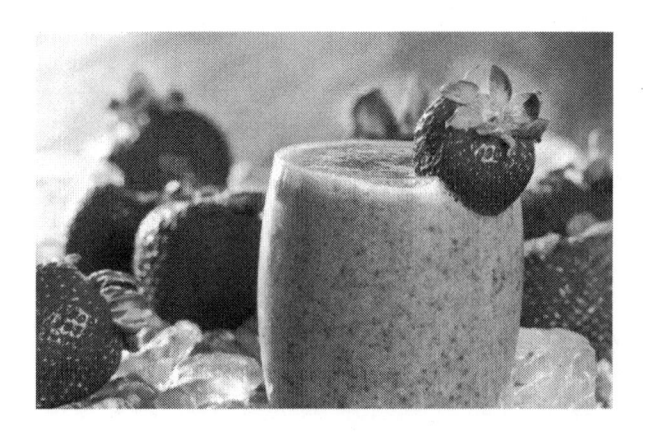

Dieta Cetogénica Plan De 21 Días Para Adelgazar Extremadamente Rápido!

Ingredientes (1 porción)

1 lata de leche de coco
½ taza de frutillas
1 onza de almendras

Preparación

- Coloque 1 lata de leche de coco en la heladera durante 1 noche.
- No la mezcle antes de abrir. Abra la lata y tire el agua de la superficie y coloque la leche en un recipiente y mezcle con una cuchara o con una batidora de mano hasta que se forme una crema. Esta crema puede mantenerse en la heladera por 3 días.
- Para el desayuno coloque en un recipiente las frutillas, las almendras y ½ taza de crema de leche de coco.

Valores totales del desayuno: Carbohidratos netos: 9.8 g, Proteína: 11.2 g, Grasa: 56.5 g. Calorías: 584

Almuerzo: Ensalada De Huevo

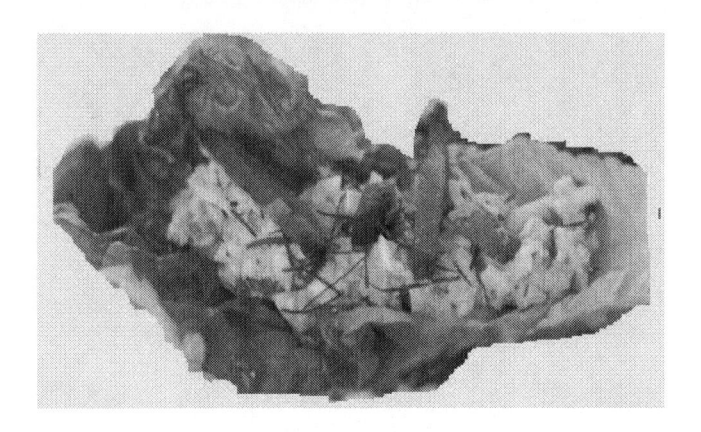

Ingredientes (4 porciones)

6 Huevos
2 cucharadas de mayonesa
1 cucharadita de mostaza
1 cucharadita de jugo de limón
Sal marina y pimienta a gusto
4 Hojas de lechuga Romana
2 fetas de tocino

Preparación

- Cocine los huevos (huevos duros).

Dieta Cetogénica Plan De 21 Días Para Adelgazar Extremadamente Rápido!

- Coloque los huevos duros en un procesador con la mayonesa, la mostaza, el jugo de limón, la sal y la pimienta a gusto.
- En un plato coloque las hojas de lechuga, en el centro coloque la pasta que recién preparó con los huevos y decore con el tocino.
- Sirva
- Puede guardar el resto de la pasta en la heladera en un recipiente cerrado por 2 días

1 Porción = 1/3 taza

Valor total del almuerzo: carbohidratos netos: 1g. Proteína: 16g. Grasa: 21g. Calorías: 262

Cena: Albóndigas Con Queso

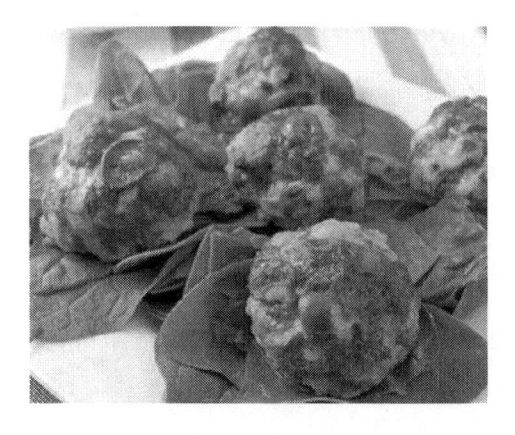

Ingredientes (4 porciones)

1 libra y ½ de carne picada

1 cucharadita de orégano

½ cucharadita de condimento italiano

2 cucharaditas de ajo picado

½ cucharadita de cebolla seca

3 cucharaditas de pasta de tomate

3 cucharaditas de semillas de lino en polvo

2 huevos

½ taza de queso mozarela

½ taza de aceitunas verdes picadas

Sal y pimienta a gusto

Preparación

Dieta Cetogénica Plan De 21 Días Para Adelgazar Extremadamente Rápido!

- En un bol coloque la carne picada, el orégano, el condimento italiano y la cebolla seca
- Agregue los huevos, la salsa de tomate y mezcle bien
- Agregue las aceitunas y el queso
- Pre caliente el horno a 400F
- Arme 20 albóndigas con las manos
- Coloque las albóndigas en una fuente cubierta con papel metálico y cocine por 20 minutos
- Sirva 1 porción (5 albóndigas) sobre un colchón de espinaca cruda

Valor total de la cena: Carbohidratos Netos 3.8g. Proteína 36.8g. Grasa 44.8g. Calorías 594

Valores totales del día 5: Carbos Netos 14.6g. Proteína 64g. Grasa 122.3. Calorías 1440

Día 6

Desayuno: Omelet de cebolla y *Champiñones*

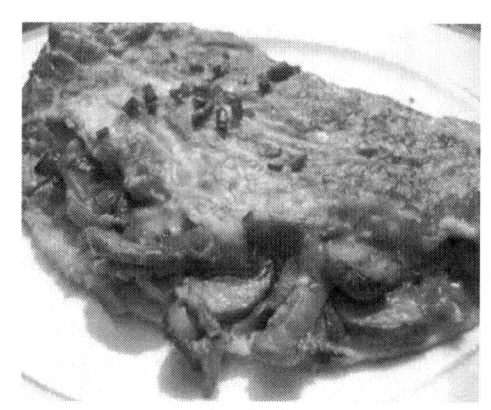

Ingredientes (1 porción)

¼ de *Champiñones* cortaditos en rodajas
2 cucharaditas de cebollas cortadas en rodajas
1 pizca de sal marina
2 huevos
1 cucharada de agua
1 pizca de sal

Preparación

- Coloque los *Champiñones*, la cebolla y 1 cucharada de aceite de coco en una sartén a fuego moderado y sofría hasta que los *Champiñones* estén dorados y la cebolla transparente.
- Agregue la sal marina y saque del fuego.
- Coloque los huevos en un bol, agregue el agua, una pizca de sal , la pimenta y bata con un tenedor
- Pon a calentar un poco de mantequilla en una sartén a fuego moderado. Vierte los huevos, esparciéndolos de manera uniforme con una espátula.
- Cuando los huevos estén cocidos de la parte de abajo, pero estén ligeramente suaves de la parte de arriba, agrégales la mezcla de los *Champiñones* con la cebolla. Continúa cocinando los huevos hasta que tengan burbujas en la parte de arriba.
- Utiliza una espátula para voltear el *Omelet* suavemente. Continúa cocinándolo por uno o dos minutos más hasta que esté completamente firme.
- Sirva

Valor total del desayuno: Carbohidratos netos: 3.9 g. Proteína 24g. Grasa 38.8g. Calorías: 455

Katey Lyon

Almuerzo: Ensalada de tomate y mozarela

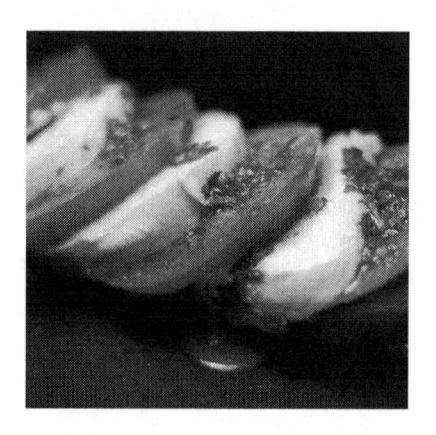

Ingredientes (1 porción)

1 tomate
6 oz de mozzarella fresco
½ taza de albahaca fresco
3 cucharaditas de aceite de olive
Pimienta a gusto y sal marina

Preparación

- En un procesador mezcle la albahaca con 2 cucharaditas de aceite de oliva para hacer una pasta
- Corte el tomate en rebanadas de ¼". Obtenga 6 rebanadas de tomate
- Corte la mozarela en rebanadas
- En un plato coloque primero el tomate, luego la mozzarella y por último la pasta de albahaca
- Condimente con sal y pimienta y un poco de aceite de oliva

Valor total del desayuno: Carbohidratos Netos 4.5g. Proteína 15.5g. Grasa 36g. Calorías 405

Cena Pollo con paprika

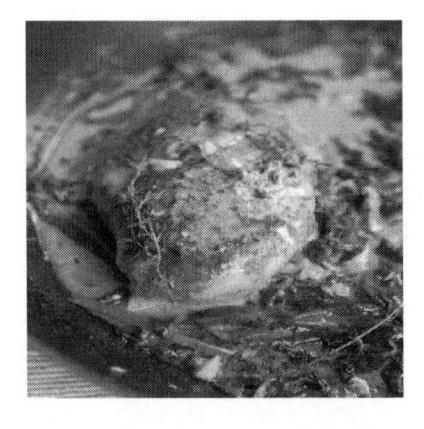

Ingredientes (4 porciones)

4 pechugas de pollo deshuesado

3 cucharadas de aceite de oliva

2 cucharadas de paprika

1 limón

1 cucharada de miel de maple

2 cucharaditas de ajo molido

Sal y pimiento a gusto

Preparación

Crema de espinaca (3 porciones)

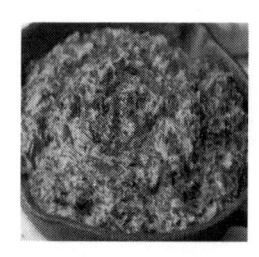

Cada porción contiene 157 calorías, 13.3 g de grasa, 2 g de carbohidratos netos y 5.7 g de proteínas

Dieta Cetogénica Plan De 21 Días Para Adelgazar Extremadamente Rápido!

Ingredientes

10 oz de espinaca congelada o natural

3 cucharadas de queso parmesano

3 oz de queso crema

2 cucharadas de crema agria

¼ cucharadita de ajo seco

¼ cucharadita de cebolla seca

Sal y pimienta a gusto

Preparación

- Si la espinaca es congelada, descongele en el microondas por 6 o 7 minutos
- Coloque una sartén a fuego moderado, y cuando esté caliente agregue la espinaca y condimente
- Agregue el queso crema y mezcle y baje el fuego
- Finalmente agregue la crema agria y el queso parmesano y mezcle

Preparación de Pollo

- Precalentar el horno a 350 F,
- Corte las pechugas en trozos
- En un bol coloque el aceite de oliva, la paprika, el jugo de limón, la miel de maple y el ajo
- Condimente las pechugas cortadas con sal y pimienta y colóquelas en el bol y mezcle (con el aceite de olive, la paprika , el jugo de limón , la miel de maple y el ajo)
- En una fuente para horno coloque los trozos de pollo
- Cocine en el horno por 30 o 35 minutos hasta que se doren
- Sirva con crema de espinaca

Valor total de la cena: Carbohidratos netos 4g. Proteína 42.1g. Grasa 26.9g. Calorías 431

Valores totales del día 6: Carbohidratos Netos 12.4g. Proteína 81.6g. Grasa 101.7g. Calorías 1291

Dieta Cetogénica Plan De 21 Días Para Adelgazar Extremadamente Rápido!

Día 7

Desayuno: Picadillo De Zapallitos

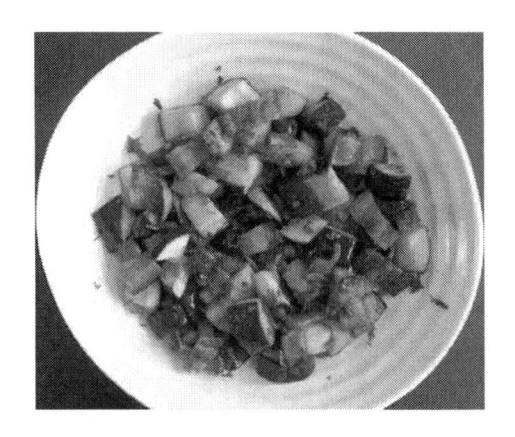

Ingredientes (1 porción)

1 zapallito largo mediano cortado en trocitos

2 fetas de tocino

½ cebolla

1 cucharada de aceite de coco

1 cucharada de perejil picado

Sal marina y pimienta a gusto

1 huevo

Preparación

- Pique la cebolla y corte el tocino en trocitos
- Coloque la cebolla y el tocino en una sartén y cocine a fuego moderado hasta que se dore
- Agregue el zapallito largo y cocine por 15 minutos a fuego moderado
- Retire de fuego y coloque en un plato
- En la misma sartén haga un huevo frito con un poquito de aceite de coco
- Coloque el huevo frito sobre el picadillo de zapallito y sirva

Valor total del desayuno: Carb. Netos 6.6g. Proteína 17.4g. Grasa 35.5g. Calorías 422

Almuerzo: Palta rellena

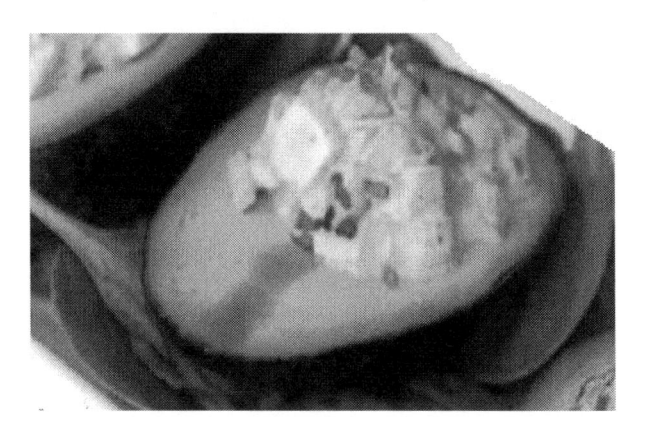

Dieta Cetogénica Plan De 21 Días Para Adelgazar Extremadamente Rápido!

Ingredientes (6 porciones)

6 huevo cocidos
1/3 de cebolla
3 tallos de apio
4 cucharadas de mayonesa
2 cucharaditas de mostaza
2 cucharaditas de jugo de limón
1 cucharadita de salsa picante
½ cucharadita de comino
Sal y pimienta a gusto
3 paltas

Preparación

- Corte la cebolla, el apio y los huevos en trocitos pequeños
- En un bol coloque la cebolla, el apio y los huevos y agregue las 4

cucharadas de mayonesa, 2 cucharaditas de mostaza,2 cucharaditas de jugo de limón, 1 cucharadita de salsa picante, ½ cucharadita de comino y sal y pimienta a gusto
- Mezcle bien
- Corte la palta en dos y quite la semilla y rellene el centro de la palta con la mezcla
- Sirva 1 porción

Cada palta rellena es una porción

Valor total del almuerzo Carbohidratos Netos 3.8g.Proteína 8.2g. Grasa 27.3g Calorías 299

Cena: Pastel De Pescado

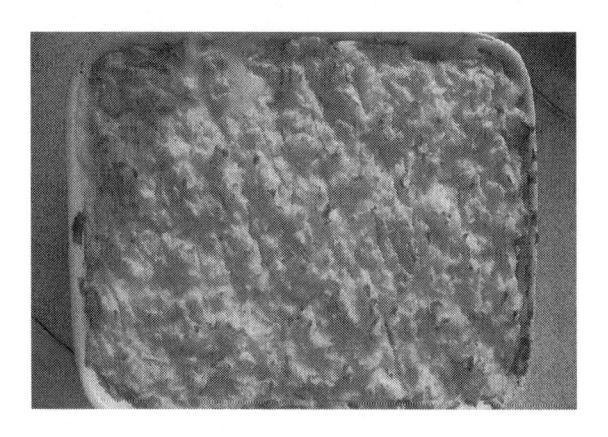

Dieta Cetogénica Plan De 21 Días Para Adelgazar Extremadamente Rápido!

Ingredientes (6 porciones)

4 huevos

1 coliflor

¼ taza + 2 cucharadas de manteca

2-3 filetes de pescado (hddock or cod) sin piel

2 filetes de salmón si piel

1 cebolla

2 hojas de Laurel

4 clavos de olor

1 taza de crema

½ taza de agua

1 cucharadita de mostaza

½ cucharadita de nuez moscada

1 taza y media de queso cheddar

4 cucharadas de cebollino picado

Perejil a gusto

½ cucharadita de sal

Pimienta a gusto

Preparación

- Cocine los huevos duros
- Mientras tanto corte la coliflor en trozos pequeños y cocine por alrededor 10 minutos.
- Coloque el coliflor cocinado en una batidora y agregue ½ taza de manteca. Haga una crema
- Coloque en una sartén el pescado cortado en trozos, agregue la crema y el agua.
- Corte la cebolla en trocitos pequeños y agregue a la sartén junto con las hojas de Laurel y los clavos de olor. Cuando

Dieta Cetogénica Plan De 21 Días Para Adelgazar Extremadamente Rápido!

hierva baje a juego lento y cocine por 8 o 10 minutos
- Coloque en una fuente para el horno el pescado y el coliflor
- Agregue la manteca restante y la nuez moscada y colóquelo en una sartén y cocine por 5 minutos, apague el fuego y agregue 1 taza de queso cheddar rallado y revuelva.
- Coloque sobre el pescado que tiene en la fuente para horno los huevos cortados por la mitad
- Luego agregue la crema y la salsa de queso sobre los huevos y el pescado
- Rocíe con cebollino picado y coloque el puré de coliflor encima utilizando un tenedor
- Agregue el resto de queso, ½ taza rayado y cocine en el honro moderado por 30 a 35 minutos.
- Sírvase 1 porción. Las porciones de esta receta son 6.
- Puede guardar este pastel en la heladera por 5 días

Valor total de la cena: Carbohidratos Netos 7.8g. Proteína 38g. Grasa 46.5g. Calorías 615

Valores totales del día 7: Carbos Netos 18.2g. Proteína 63.6g. Grasa 109.3g. Calorías 1336

Dieta Cetogénica Plan De 21 Días Para Adelgazar Extremadamente Rápido!

Lista De Compras De La Segunda Semana

Esta es la lista aproximada de las compras para la segunda semana. Tenga en cuenta que posiblemente y tiene estos alimentos en su casa de la semana pasada.

Verduras

¼ de *Champiñones*

½ taza de achicoria cortada en trocitos
½ taza de frutillas
1 atado de lechuga Boston
1 cebolla de verdeo mediana

1 diente de ajo
1 taza de brócoli cocinado al vapor
1 tomate

2 alcachofas
2 repollos
3 atados de lechuga Romana
3 cebollas
3 coliflores

3 tallos de apio
4 paltas

40 oz de espinaca

Aceitunas verdes

3 limones

1 cebollín

Perejil

1 ajo

Carnes / Pescado / Pollo

5 piezas de pollo deshuesado

6 fetas de tocino
2 filetes de salmón si piel

2 latas de atún (3.75 oz)
2-3 filetes de pescado (salmón, tilapia o bacalao) sin piel

3 ½ libras de carne picada

12 oz de chorizo
100g de carne
1 onza de jamón cocido
1 chorizo italiano

Dieta Cetogénica Plan De 21 Días Para Adelgazar Extremadamente Rápido!

Varios

4 docenas ½ de huevos
1 onza de almendras

1 paquete Espagueti de calabaza
¼ taza de harina de almendras

Aderezos, quesos y crema

Queso feta
Queso mozarela

Crema agria
Queso cheddar

Queso crema
Pimienta jack queso
Aceite de coco
Aceite de oliva

Aderezo para ensalada César

Ajo en polvo
Ajo molido

Albahaca
Canela
Cebolla seca

Cilantro
Clavo de olor

Comino
Condimento italiano

Crema

Crema para café

Hojas de laurel

Leche de almendras sin azúcar
1 lata de leche de coco
Manteca
Mayonesa
Miel de maple

Mostaza
Nuez Moscada

Orégano

Paprika

Pimienta
Puré de tomate

Queso parmesano rallado
Sal Marina

Salsa de tomate
Semillas de lino en polvo

Salsa picante
Sustituto de azúcar

Tomates secos picados
Tomillo
Vinagre balsámica

Katey Lyon

Tercera Semana

Abreviaciones: C = Carbohidratos Netos
P = Proteínas.
G = Grasa.
C = Calorías

Día	Desayuno	Almuerzo	Cena	C	P	G	C
1	Pudín De Chocolate	Tortilla De Queso	Salmón Con Crema Holandesa	16	70.2	131.8	1567
2	Bollitos De Crema De Calabacín	Ensalada De Tomate Y Mozarela	Filete De Costilla Con Puré De Coliflor	13	48.5	116.6	1381
3	Huevos Revueltos A La Crema	Ensalada Tri Color	Palta Rellena Con Salmón	18	66.6	126.8	1511
4	Picadillo De Zapallitos	Bollo Con Palta Y Tocino	Albóndigas De Chorizo Italiano	126	66.5	146.5	1721
5	Huevos Revueltos Con Jamón	Ensalada De Caballa	Bife Con Manteca	21	70.5	124	1515

114

Dieta Cetogénica Plan De 21 Días Para Adelgazar Extremadamente Rápido!

6	Omelet De Tocino Y Queso Cheddar	Ensalada De Atún A La Romana	Paltas Rellenas Con Sardinas	10	92.6	141.3	1722
7	Omelet De Espinaca Y Queso Feta	Ensalada De Pollo	Chuletas De Lomo De Cordero	11	83.1	118.8	1464

Día 1

Desayuno: Pudín De Chocolate

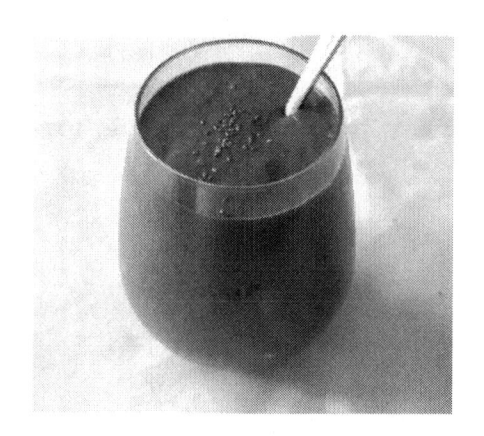

Ingredientes (1 porción)

¼ taza de semillas de chia

¼ taza de leche de coco

½ taza de leche de almendras

1 cucharada de polvo de cacao

1 cucharada de edulcorante

5-10 gotas de extracto de Stevia

½ cucharada de chocolate negro 85%

Preparación

Mezcle las semillas de chia, la leche de coco, la leche de almendras, el edulcorante y la el extracto de stevi. Colóquelo en una licuadora y bata hasta que quede espeso. Déjelo acentar por 15 minutos. Rocíe con el chocolate negro y sirva

Valor total del desayuno Carbohidratos Netos 6.3g. Proteína 9.5g. Grasa 26.6g. Calorías 329

Almuerzo: Tortilla De Queso

Katey Lyon

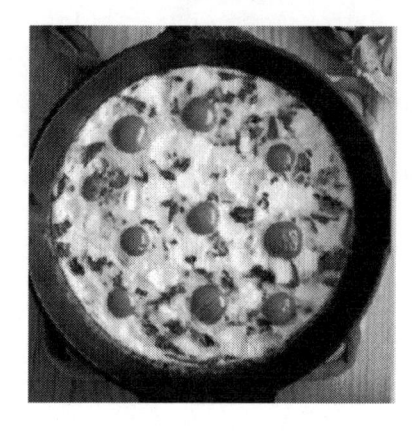

Ingredientes (2 porciones)

6 huevos

½ cebolla

2/3 taza de queso feta

2/3 taza de tomates cherry

1 cucharada de manteca

2 cucharadas de Albahaca

Sal marina y pimienta a gusto

Preparación

- Pique la cebolla y colóquela en una sartén con la manteca y sofríe hasta que se dore.
- Coloque los huevos en un recipiente y agregue sal y pimienta. Agregue el Albahaca y mezcle
- Cuando la cebolla esté dorada incorpore los huevos batidos y cocine a fuego moderado
- Coloque encima el queso y los tomates cherry.
- Coloque en el broil del horno por 5 a 7 minutos.
- Puede guardarlo en la heladera por 5 días

Valor total del desayuno: Carbohidratos Netos 6.2g. Proteína 26.7g. Grasa 32.6g. Calorías 435

Cena: Salmón Con Crema Holandesa

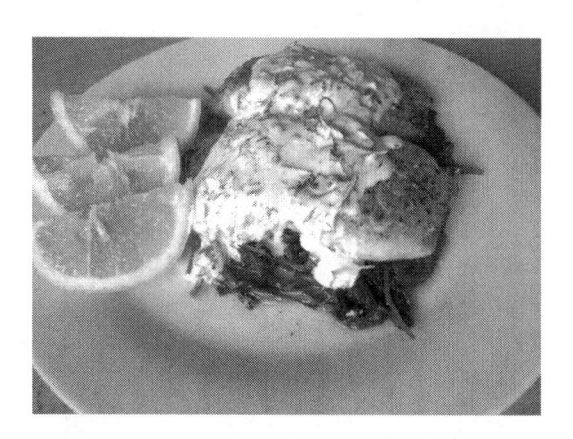

Ingredientes (1 porción)

1 filete de salmón o trucha

½ paquete grande de espinaca

1 cucharada de crema

2 cucharadas de manteca

Pimienta y sal marina a gusto

Salsa Holandesa

2 yemas de huevo

250g de manteca

2 cucharadas de jugo de limón

Sal y pimienta a gusto

Preparación de la salsa Holandesa

- Coloque a fuego maría las yemas, vierta gradualmente la manteca y siga batiendo para mezclar las yemas con la manteca. Cuando logre una textura parecida a la mayonesa añada la sal y la pimienta a gusto.

Preparación del salmón con salsa de espinaca

- Coloque el salmón en una fuente para horno y rocíe con aceite de oliva, manteca, sal y pimienta a gusto. Cocine a 400F por alrededor de 20 a 25 minutos
- Coloque la espinaca en una sartén y sofría con un poco de aceite de oliva. Sazone con sal y pimienta a gusto y agregue la crema. Saque del fuego y revuelva
- Coloque la crema de espinaca en un plato y encima el salmón cocinado
- Vierta la salsa Holandesa sobre el salmón y sirva.

Valor total de la cena: Carbohidratos Netos 3.7g. Proteína 3.4g. Grasa 72.6g. Calorías 813

Valores totales del día 1: Carbohidratos netos

16.2g. Proteína 70.2g. Grasa 131.8g. Calorías 1567

Día2

Desayuno: Bollitos de Crema de Calabacín

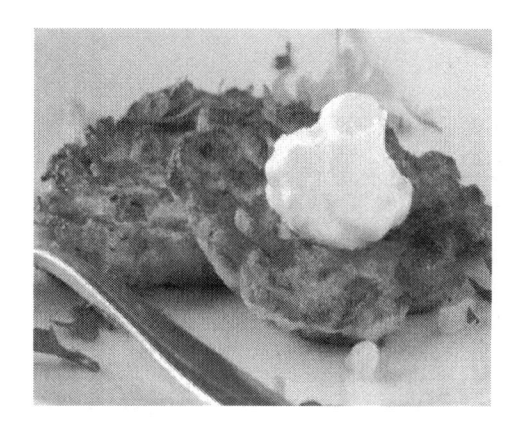

Ingredientes (4 porciones)

4 tazas de calabacín rallado
2 cucharaditas de sal marina
1 huevo batido
½ taza de queso parmesano rallado
¼ taza de aceite de coco

2 cucharaditas de mayonesa

Preparación

- Coloque el calabacín en un bol y agregue la sal. Déjelo reposar por 10 o 15 minutos, luego escurra para sacar el liquido.
- Una vez escurrido, agregue el huevo y queso parmesano
- Caliente el aceite de coco en una sartén a fuego medio.
- Con sus manos forme 4 bolas de calabacín y aplaste como si estuviera armando hamburguesas. Colóquelas en la sartén y fría por 5 minutos de un lado y luego 5 minutos del otro lado.
- Sirva 1 porción con la mayonesa

Valor total del desayuno: Carbohidratos Netos 3.6g. Proteína 6.9g. Grasa 7.4g. Calorías 106

Almuerzo: Ensalada de tomate y mozarela

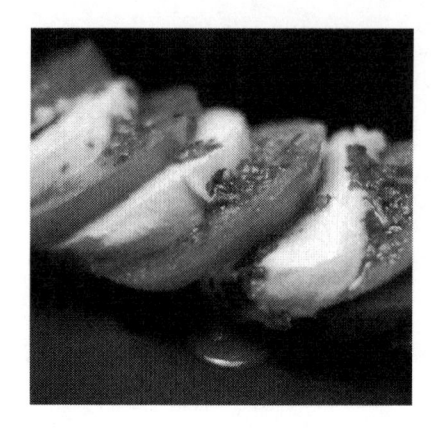

Ingredientes (1 porción)

1 tomate
6 oz de mozzarella fresco
½ taza de albahaca fresco
3 cucharaditas de aceite de olive
Pimienta a gusto y sal marina

Preparación

- En un procesador corte el albahaca con 2 cucharaditas de aceite de oliva para hacer una pasta
- Corte el tomate en rebanadas de ¼". Obtenga 6 rebanadas de tomate

- Corte la mozarela en rebanadas
- En un plato coloque primero el tomate, luego la mozzarella y por último la pasta de albahaca
- Condimente con sal y pimienta y un poco de aceite de oliva

Valor total del desayuno: Carbohidratos Netos 4.5g. Proteína 15.5g. Grasa 36g. Calorías 405

Cena: Filete De Costilla Con Puré De Coliflor

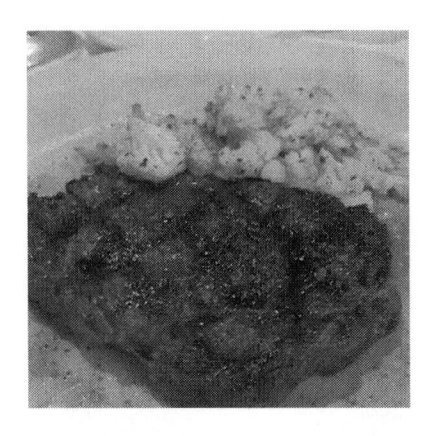

Ingredientes (1 porción)

400 g de bife de costilla

½ cucharadita de sal

Pimienta y sal marina a gusto

Puré de coliflor - Ingredientes

1 coliflor cortada en pedacitos

2 cucharadas de crema

1 cucharada de manteca

2 onzas de queso Dubliner o queso duro

Sal marina y pimienta a gusto

Preparación

Cocine el bife de costilla a su gusto

Preparación

Dieta Cetogénica Plan De 21 Días Para Adelgazar Extremadamente Rápido!

- Coloque 1 coliflor cortado en pedacitos en una fuente para microondas.
- Agregue 2 cucharadas de crema y 1 cucharada de Manteca.
- Cocine en el microondas por 6 minutos. Mezcle los ingredientes y cocine por 6 minutos más.
- Retire del microondas y coloque la mezcla en una batidora con 2 onzas de queso Dubliner o otro queso duro (cheddar).
- Bata por unos minutos y agregue sal y pimiento a gusto.
- Sirva el bife de costilla con ½ taza de puré de coliflor

El puré de coliflor contiene por cada ½ taza 148 calorías, 11 g de grasa, 4 g de carbohidratos y 6 g de proteína

Valor total de la cena: Carbohidratos Netos 5.3g. Proteína 37.1g. Grasa 73.2g. Calorías 870

Valores total es del día 2: Carbos Netos 13.4g. Proteína 48.5g. Grasa 116.6. Calorías 1381

Día 3

Desayuno: Huevos Revueltos A La Crema

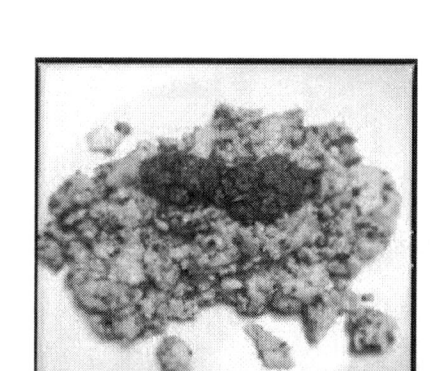

Ingredientes (1 porción)

3 huevos

1 cucharada de manteca

1 cucharada de pesto

2 cucharadas de crema agria

Sal y pimienta a gusto

Dieta Cetogénica Plan De 21 Días Para Adelgazar Extremadamente Rápido!

Preparación

- Bata con un tenedor los huevos en un recipiente con la sal y la pimienta
- Coloque en una sartén la manteca y vierta los huevos y cocine a fuego moderado revolviendo constantemente.
- Agregue el pesto y mezcle bien
- Una vez que los huevos están listos, retírelos del fuego y mezcle los huevos con la crema

Valor total del desayuno: Carbos Netos 2.6g. Proteína 20.4. Grasa 41.5g. Calorías 467

Almuerzo: Ensalada Tri Color

Katey Lyon

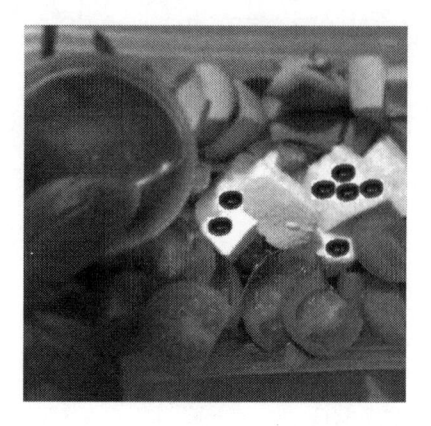

Ingredientes (2 porciones)

1-4 tomates medianos

1 palta

8 aceitunas verdes

125g de queso mozzarella

2 cucharadas de pesto

2 cucharadas de aceite de oliva

Sal marina y pimienta a gusto

Preparación

Dieta Cetogénica Plan De 21 Días Para Adelgazar Extremadamente Rápido!

- Corte los tomates y la palta en rodajas
- Coloque los tomates y la palta en un plato y condimente con la sal y la pimienta. Encima coloque las aceitunas
- Agregue la mozzarella cortadita, el pesto y rocíe con aceite de oliva

Valor total del almuerzo: Carbos Netos 8.6g. Proteína 19.2g. Grasa 50.7g. Calorías 581

Cena: Palta Rellena Con Salmón

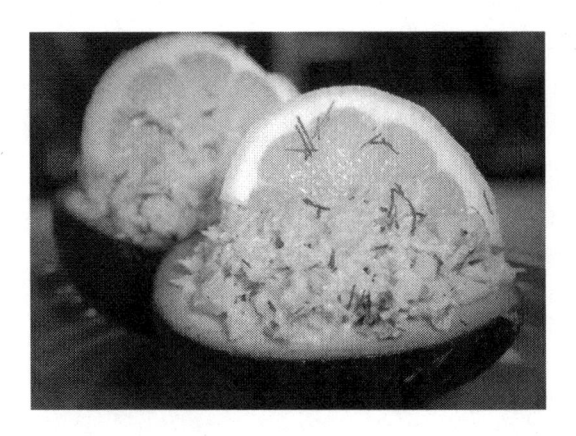

Ingredientes (1 porción)

1 palta grande o 2 pequeñas
2 filetes pequeños de salmón
1 cebolla picada
¼ de crema agria
2 cucharadas de jugo de limón
Sal marina y pimienta a gusto
1 cucharada de aceite de coco
1 cucharada de eneldo

Preparación

- Condimente los filetes de salmón con sal y pimienta a gusto
- Coloque los filetes de salmón en una fuente para horno sobre papel pergamino. Rocíe con el aceite de coco y cocine a 400F durante 20 minutos
- Cuando los filetes estén cocidos, retire de la fuente, retire la piel y colóquelos en un recipiente
- Corte los filetes en trocitos con un tenedor y agregue la cebolla picada, la crema y el eneldo
- Agregue la palta cortadita en trozos y mezcle con una cuchara de madera
- Rellene la palta con esta pasta y rocíe con jugo de limón

Valor total de la cena: Carbos Netos 6.4g. Proteína 27g. Grasa 34.6g. Calorías 463

Dieta Cetogénica Plan De 21 Días Para Adelgazar Extremadamente Rápido!

Valores totales del día 3: Carbos Netos 17.6g. Proteína 66.6g. Grasa 126.8g. Calorías 1511

Día 4

Desayuno: Picadillo De Zapallitos

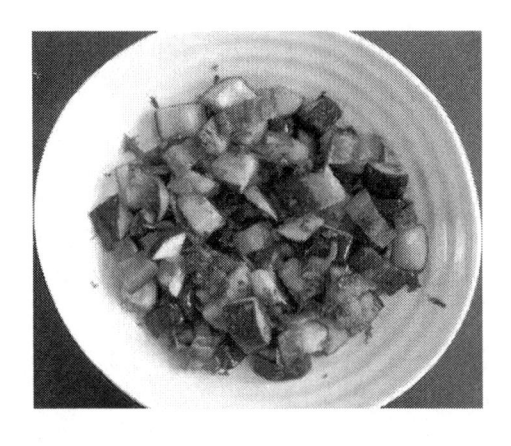

Ingredientes (1 porción)

1 zapallito largo mediano cortado en trocitos

2 fetas de tocino

½ cebolla

1 cucharada de aceite de coco

1 cucharada de perejil picado

Sal marina y pimienta a gusto

1 huevo

Preparación

- Pique la cebolla y corte el tocino en trocitos
- Coloque la cebolla y el tocino en una sartén y cocine a fuego moderado hasta que se dore
- Agregue el zapallito largo y cocine por 15 minutos a fuego moderado
- Retire de fuego y coloque en un plato
- En la misma sartén haga un huevo frito con un poquito de aceite de coco
- Coloque el huevo frito sobre el picadillo de zapallito y sirva

Valor total del desayuno: Carb. Netos 6.6g. Proteína 17.4g. Grasa 35.5g. Calorías 422

Dieta Cetogénica Plan De 21 Días Para Adelgazar Extremadamente Rápido!

Almuerzo: Bollo Con Palta Y Tocino

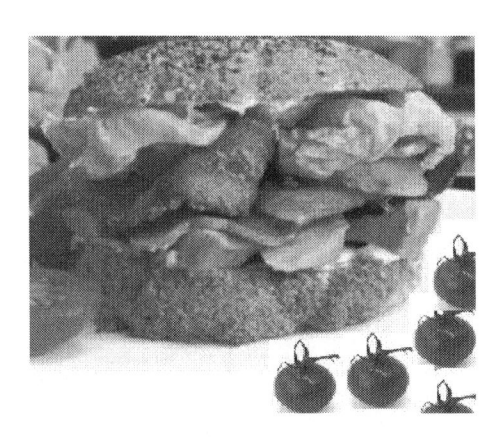

Ingredientes para hacer los bollos (Total 10)

1 ½ taza de harina de almendra

1/3 taza de polvo de cáscara de psyllium
½ taza de harina de coco
½ taza de semillas de lino molidas
1 cucharadita de polvo de ajo
1 cucharadita de polvo de cebolla
1 cucharadita de bicarbonato de sodio
1 cucharadita de sal
5 cucharadas de semillas de sésamo
6 claras de huevo
2 huevos enteros
2 tazas de agua hervida

Valor total de cada bollo: Carbohidratos Netos 4.2g. Proteína 10.1g. Grasa 15.2g. Calorías 208

Preparación

- Coloque todos los ingredientes en un recipiente sin las semillas de sésamo
- Agregue las claras de huevo y los 2 huevos y mezcle bien hasta que se forme una masa
- Agregue el agua hervida y combine todo
- Coloque papel pergamino en una fuente para horno, arme 10 bollitos con más y colóquelos en fuente., aplaste un poco la masa y deje un espacio entre ellos porque cuando se cocinen van a aumentar de tamaño.
- Sobre cada bollito coloque un poco de semillas de sésamo
- Cocine por 40 o 45 minutos en el horno a fuego moderado
- Retire y deje enfriar
- Puede guardar los bollitos en una bolsa de plástico cerrada en la heladera si los va a usar en los próximos días

Ingredientes del bollo con palta y tocino

Dieta Cetogénica Plan De 21 Días Para Adelgazar Extremadamente Rápido!

1 bollo

2 cucharadas de manteca

2 fetas de tocino crujiente

½ taza de tomates cherry

½ avocado

2 hojas de lechuga

Preparación

- Corte 1 bollo por la mitad
- Unte el bollo con la manteca en cada mitad, agregue el tocino , el avocado y la lechuga
- Sirva con los tomates cherry condimentados con sal a gusto y un poquito de aceite de oliva

Valor total del almuerzo: Carbohidratos Netos 8g. Proteína 17.4g. Grasa 61.5g. Calorías 673

Cena: Albóndigas De Chorizo Italiano

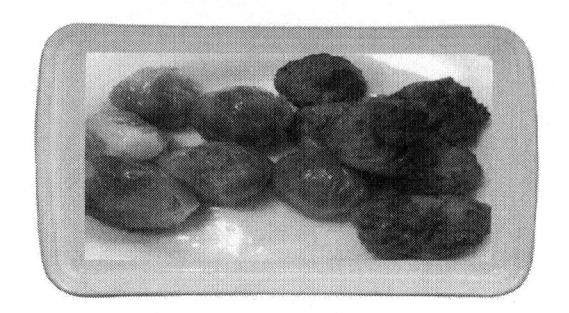

Ingredientes (4 porciones)

400g de carne molida de cerdo

1/3 de chorizo italiano

1 huevo

½ taza de harina de almendras

1 cucharadita de paprika

Sal y pimienta a gusto

2 cabezas de ajo

1 cebolla

1 cucharada de manteca

Dieta Cetogénica Plan De 21 Días Para Adelgazar Extremadamente Rápido!

120 gramos de repollitos de Bruselas

½ jugo de limón

Preparación

- Pique la cebolla, el ajo y corte el chorizo en trocitos
- Coloque en una sartén la manteca y agregue la cebolla, el ajo y el chorizo y cocine a fuego moderado por 8 minutos
- En un recipiente mezcle la carne molida de cerdo, el huevo, la harina de almendras, la paprika, y la sal y pimienta
- Agregue a la mezcla la cebolla, el ajo y el chorizo cocinado previamente
- Arme las albóndigas con la manos cocine en una sartén. Puede guardar en la heladera por 5 días
- Coloque los repollitos de brúcela en una fuente para horno, aderece con sal, ¼ de manteca derretida y el jugo de limón y cocine en el horno por 30 minutos
- Sirva 1 poción de albóndigas con los repollitos de Bruselas

Valor total de la cena: Carbohidratos Netos 10.9g. Proteína 31.7g. Grasa 49.5g. Calorías 626

Valores totales del día 4: Carbohidratos netos 125.6g Proteína 66.5g. Grasa 146.5 Calorías 1721

Día 5

Desayuno: Huevos Revueltos Con Jamón

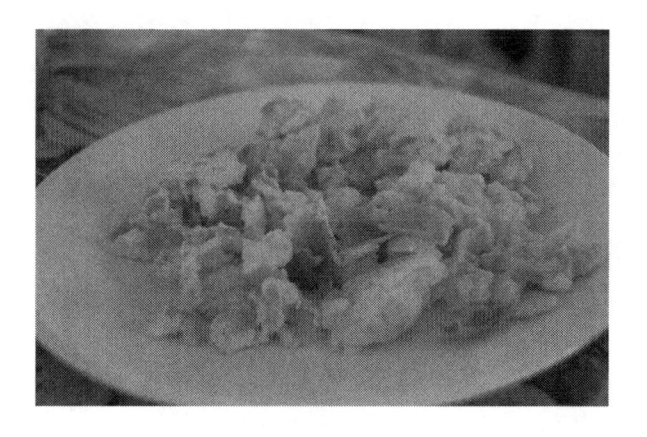

Ingredientes (1 porción)

3 huevos revueltos
1 feta de jamón cocido

¼ taza de tomates cherry
½ taza de espinaca
1 hongo portobello grande

Preparación

- Prepare los huevos revueltos.
- Sirva los huevos revueltos con la feta de jamón, los tomates, el hongo y la espinaca. Puede sofreír la espinaca con un poco de manteca o comerla cruda. Sazone con sal marina y pimienta a gusto.

Valor total del desayuno: carbohidratos netos: 5.8g. Proteína: 28.2g. Grasa: 37.8g. Calorías: 490

Almuerzo: Ensalada De Caballa

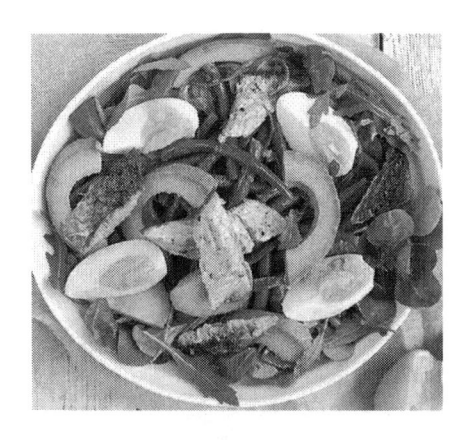

Ingredientes (1 porción)

1 filete de caballa

1 huevo

½ palta

1 taza de de judías verdes

2 tazas de lechuga

½ cucharada de aceite de coco

Sal marina y pimienta a gusto

1 cucharada de aceite de oliva

½ cucharadita de mostaza

1 cucharada de jugo de limón

Preparación

- Cocine los huevos duros
- Cocine en una cacerola las judías verdes con sal y pimienta a gusto

- Caliente una sartén con manteca y agregue el filete de caballa a fuego moderado hasta que se dore
- Mezcle en un recipiente el aceite de oliva, la mostaza y el jugo de limón
- Coloque la lechuga en un plato agregue las judías verdes, el huevo duro cortadito y el pescado cortado en pedacitos
- Rocíe todo con la mezcla del aceite de oliva, mostaza y limón
- Sirva

Valor del almuerzo: Carbohidratos netos 7.6g. Proteína 27.3g. Grasa 49.9g. Calorías 609

Cena: Bife Con Manteca

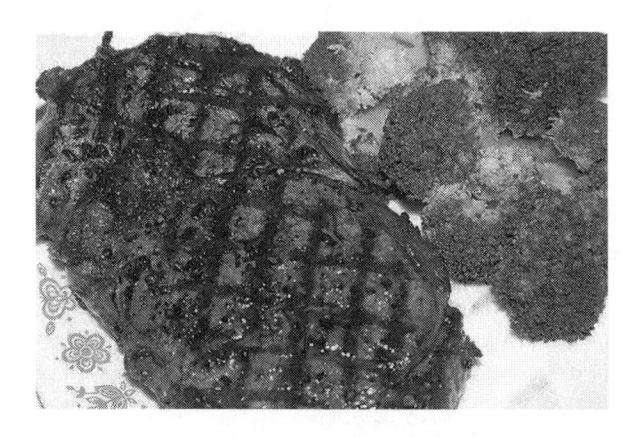

Ingredientes (1 Porción)

8 onzas de bife de Costilla

Sal marina y pimienta a gusto

½ cucharada de aceite de coco

1 ½ cucharada de Manteca

½ cucharada de romero fresco

½ cucharada de cebolla picada

½ brócoli

1 diente de ajo

1 cucharada de jubo de limón

Preparación

- Sazone el bife con sal y pimienta
- Coloque el aceite de coco en una sartén a fuego alto

- Coloque los bifes y cocine por 2 minutos, luego de los vuelta y cocine por otros 2 minutos
- Baje el fuego a medio, agregue la Manteca, las cebollas y el romero y con una cuchara ponga constantemente el líquido sobre la carne. Siga cocinando hasta que logre su gusto deseado
- Mezcle el ajo picado con la manteca derretida
- Coloque el brócoli cortado en trozos en una fuente para horno y rocíe con el ajo y la manteca derretida. Cocine por 15 minutos
- Sirva el bife con el brócoli

Valor total de la cena: Carbohidratos Netos 7.3g. Proteína 14.95g. Grasa 36.3g Calorías 416

Valores totales del día 5: Carbohidratos Netos 20.7g. Proteína 70.45 Grasa 124.g Calorías 1515

Día 6

Desayuno: Omelet De Tocino Y Queso Cheddar

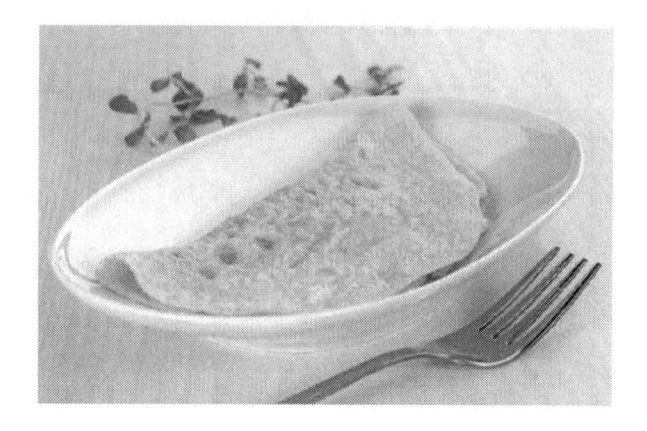

Ingredientes (1 porción)

2 fetas de tocino

1 cucharadita de de la grasa del tocino

2 huevos

1 oz de queso cheddar

2 cebollitas de verdeo

Sal marina y pimienta a gusto

Preparación

Dieta Cetogénica Plan De 21 Días Para Adelgazar Extremadamente Rápido!

- Coloque en una sartén el tocino y cocine a fuego moderado
- Retire del fuego y guarde la grasa
- En la misma sartén agregue los huevos batidos (que cubran la sartén), sobre los huevos coloque la cebollita de verdeo picadita, sazone con sal y pimienta a gusto
- Cuando los huevos estén casi cocidos coloque el tocino en el centro
- Agregue el queso cheddar rallado (con un rayador)
- Con un espátula tome los bordes del Omelet y doblelo
- Cocine del otro lado y sirva

Valor total del desayuno: Carbohidratos netos 1g. Proteína 24g. Grasa 39g. Calorías 463

Katey Lyon

Almuerzo: Ensalada De Atún A La Romana

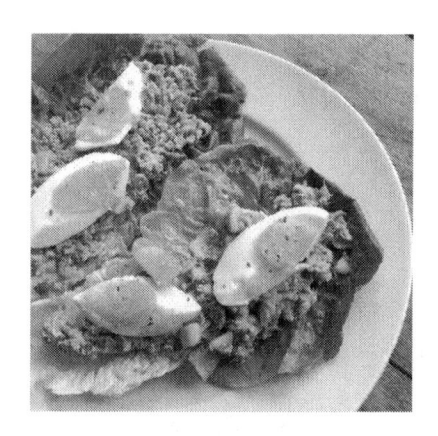

Ingredientes (1 porción)

1 lechuga Romana

5 oz de atún

2 huevos duros

2 cucharadas de mayonesa

1 cebollita de verdeo

1 cucharada de jugo de limón

Dieta Cetogénica Plan De 21 Días Para Adelgazar Extremadamente Rápido!

1 cucharada de aceite de oliva

Sal marina y pimienta a gusto

Preparación

- Coloque las hojas de lechuga en un plato sin cortarlas
- Agregue el atún sobre la lechuga
- Coloque los huevos cortados en rodajas y la cebollita de verdeo picada sobre el atún
- Decore con la mayonesa y agregue el aceite de oliva

Valor total del almuerzo: Carbohidratos netos 3.9g. Proteína 41.4. Grasa 49.7g. Calorías 626

Cena: Paltas Rellenas Con Sardina

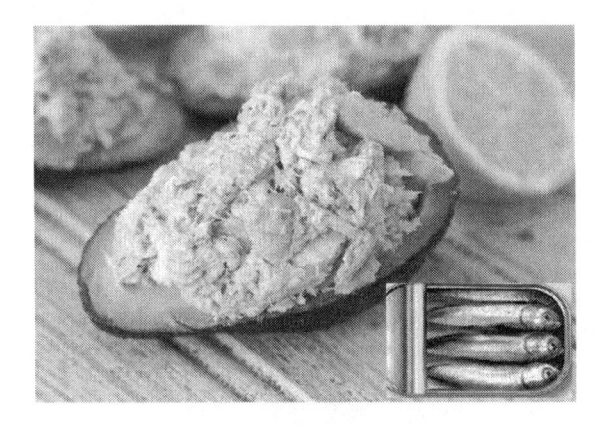

Ingredientes (1 porción)

1 palta

3.2 oz de sardina colada

1 cucharada de mayonesa

1 cebollita de verdeo picada

1 cucharada de jugo de limón

Sal marina y pimienta a gusto

Preparación

- Coloque las sardinas en un recipiente
- Agregue la cebollita de verdeo, la mayonesa y mezcle
- Corte la palta en dos y retire la semilla
- Retire el contenido de la palta con una cuchara dejando 1 inch del mismo con la cáscara para que no se rompa
- Mezcle la palta que sacó con la cebollita de verdeo y la mayonesa, agregue jugo de limón y rellene la palta

Dieta Cetogénica Plan De 21 Días Para Adelgazar Extremadamente Rápido!

Valor total de la cena: Carbohidratos Netos 5.5g. Proteína 27.2g. Grasa 52.6g Calorías 633

Valores totales del día 6: Carbohidratos Netos 10.4g. Proteína 92.6g Grasa 141.3g Calorías 1722

Día 7

Desayuno: Omelet De Espinaca Y Queso Feta

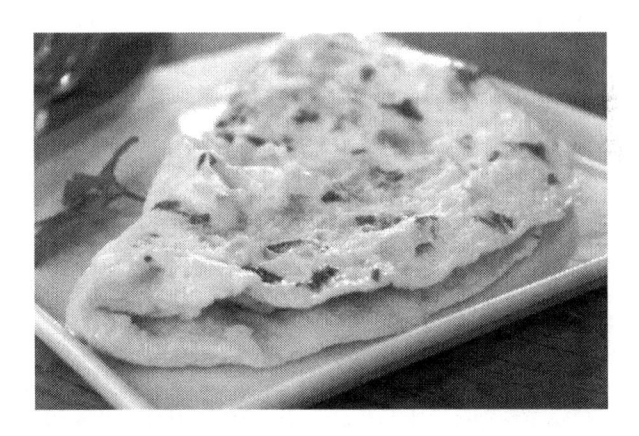

Ingredientes (1 porción)

3 huevos

1 cabeza de ajo

1 taza de setas blancas

3 tazas de espinacas

½ taza de queso feta desmoronado

2 cucharadas de manteca

Sal marina y pimienta a gusto

Preparación

- Coloque en una sartén a fuego moderado la manteca y agregue las setas blancas cortadas en trozos y cocine por 5 minutos
- Agregue la espinaca y cocine por unos minutos más
- En un recipiente bata los huevos y condiméntelos con la sal y la pimienta
- Coloque los huevos en una sartén para hacer el Omelet
- Cuando la superficie de los huevos esté casi cocida agregue la mezcla de la espinaca y las setas. Junto con el queso
- Arme el Omelet, cocine de ambos lados y sirva

Dieta Cetogénica Plan De 21 Días Para Adelgazar Extremadamente Rápido!

Valor total del desayuno: Carbohidratos Netos 7g. Proteína 30.9g. Grasa 55.5g. Calorías 659

Almuerzo: Ensalada De Pollo

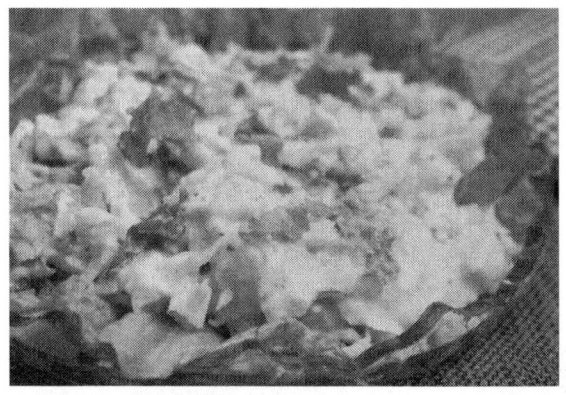

Ingredientes (1 porción)

150g de pollo cocido cortado en trocitos
1 cabeza de lechuga pequeña cortada en trocitos
2 huevos duros cortados por la mitad
1 cebolla pequeña cortada en trocitos
Sal marina a gusto
2 cucharadas de mayonesa

Preparación

Combinar en un bol el pollo, la lechuga, los huevos duros y la cebolla, sazonar con sal a gusto y la cebolla. Servir.

Valor total del almuerzo: carbohidratos netos: 3.1g. Proteína: 42.7g. Grasa: 41g. Calorías: 560

Cena: Chuletas De Lomo De Cordero

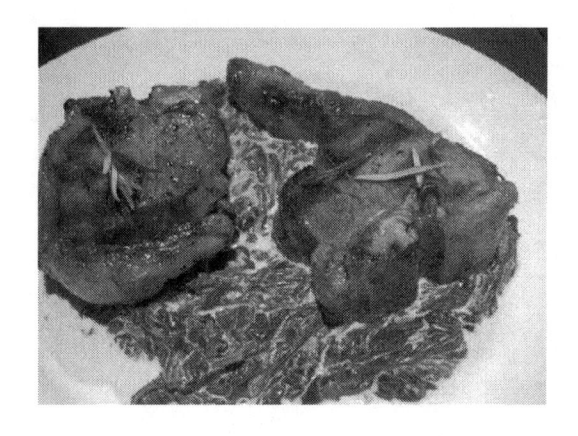

Ingredientes (1 porción)

1/2 cucharadas de aceite de coco

1/2 cucharadas de vinagre de sidra de manzana

1/4 cucharadita de ajo picado

Dieta Cetogénica Plan De 21 Días Para Adelgazar Extremadamente Rápido!

1 hoja de romero picada

Sal marina y pimienta a gusto

2 chuletas de lomo de cordero

Ingredientes de la salsa

1/2 taza de mayonesa

1/2 cucharadas de perejil

1/2 cucharada de vinagre de coco o vinagre de sidra de manzana

1/4 cucharadita de ajo picado

Sal marina y pimienta a gusto

Preparación

- Combine todos los ingredientes de a salsa en un bol, mezcle bien y guarde en un frasco con tapa en la heladera. Puede guardar esta salsa solo por 4 días

- En una fuente de lasaña combine el aceite de coco, el vinagre, el ajo, el romero y la sal. Mezcle y esparza en la fuente.
- Coloque las chuletas sobre esta mezcla , cobra la fuente con papel metálico y guarde en la heladera por 30 minutos o toda la noche
- Cuando esté listo para preparar las chuletas, remueva las mismas de la fuente y descarte la salsa
- Pre caliente una sartén a fuego fuerte
- Coloque las chuletas y cocine por 2 minutos de cada lado o a su gusto
- Sirva con la salsa y acompañe con la crema de espinaca

Ver Receta de: Crema de espinaca en la semana 2, día 6

Valor total de la cena: Carbohidratos Netos 0.5g. Proteína 9.5g. Grasa 22.3g Calorías 245

Valores totales del día 7: Carbohidratos Netos 10.6. Proteína 83.1g. Grasa 118.8g Calorías 1464

Dieta Cetogénica Plan De 21 Días Para Adelgazar Extremadamente Rápido!

Lista De Compras De La Tercera Semana

Esta es la lista de compra de alimentos de la tercera semana. Tenga en cuenta que es posible que muchos de estos alimentos ya los tenga en su casa.

Quesos / huevos

½ taza de queso feta desmoronado

½ taza de queso parmesano rallado
1 oz de queso cheddar

2 onzas de queso dubliner o queso duro

2/3 taza de queso feta

400g queso mozzarella
3 docenas de huevos

Verduras

1 Brócoli

1 cabeza de lechuga

1 coliflor

1 hongo portobello grande
1 kg de cebolla

1 kg de limones

1 taza de de judías verdes

1 taza de setas blancas

1 zapallito largo mediano cortado en trocitos

120 gramos de repollitos de Bruselas

2 cabezas de ajo

2 lechugas Romana

4 cebollitas de verdeo

4 paltas

4 tazas de calabacín rallado
5 tomates
800 g de espinaca

Tomates Cherry (3 cajitas)

Fiambres

Dieta Cetogénica Plan De 21 Días Para Adelgazar Extremadamente Rápido!

1 feta de jamón cocido

Pescados / carne / pollo

1 filete de caballa

1 filete de salmón o trucha

1/3 de chorizo italiano

150g de pollo
2 chuletas de lomo de cordero

2 filetes pequeños de salmón
3.2 oz de sardina colada

400 g de filete de costilla

400g de carne molida de cerdo

6 fetas de tocino

8 onzas de bife de Costilla

2 latas de atún

Aderezos

1 frasco de pesto

Aceite de coco
Aceite de oliva
Aceitunas verdes

Albahaca

Bicarbonato de sodio
Chocolate negro

Crema

Crema agria
Edulcorante

Eneldo

Extracto de Stevia

Harina de almendras

Harina de coco

Leche de almendras
Leche de coco

Manteca

Mayonesa

Mostaza

Paprika

Perejil

Dieta Cetogénica Plan De 21 Días Para Adelgazar Extremadamente Rápido!

Pimienta

Polvo de ajo

Polvo de cacao

Polvo de cáscara de psyllium
Polvo de cebolla

Romero

Sal Marina

Semillas de sésamo
Semillas de chia

Semillas de lino molido

Vinagre de coco

Vinagre de sidra de manzana

Katey Lyon

Diferentes Nombres de Verduras , Frutas , y Condimentos según los diferentes países

1. <u>Aguacate</u>, <u>Aguacates</u>, <u>Aguacato</u>, Avocado, Aguacatero, Palta, Abacate, Abocado, Aguacatillo
2. Ají, chili, chile, chambo
3. <u>Ajo</u>, <u>Ajoporro</u>, Puerro, Ajo porro, Ajoporro, Porro
4. Albahaca, Alhábega, Alfábega, Basílico, Hierba real, Hierba de los reyes, Alfavaca, Albahaca de limón, Albahaca francesa, Albahaca mondonguera, Albahaca moruna, Albahaquita
5. Alcachofa, Alcachofas, Alcaucil, Alconcil, Cardo de comer
6. Anacardo, Anacardos, Castaña de cajú, Jocote, Marañón, Nuez de cajú, Nuez de caoba, Merli, Acacauba, Acajú, Acayoba, Cajuil, Caracolí, Caují, Caujil, Cayutero, Merey
7. Apio, <u>Célery</u>
8. Apio nabo, Apionabo, Apionabos, Apio rábano

Dieta Cetogénica Plan De 21 Días Para Adelgazar Extremadamente Rápido!

9. <u>Arándano</u>, Arándanos, Arándano europeo, Mirtilo, Rasponera, Uva de bosque, Uva de monte, Agraz silvestre, Mortiño, Camueza, Vichacha (Cranberries, Blueberries)

10. <u>Auyama</u>, Calabaza, Calabazas, Zapallo, Calabacera

11. <u>Avellana</u>, <u>Avellanas</u>, Avellano, Avellanera, Avellanero, Ablano, Nochizo

12. Auyama, ayote, calabaza, zapallo

13. Berza, Col forrajera, Col silvestre, Repollo salvaje.

14. <u>Brócoli</u>, Brócolis, Brécoles, Brócoli, Bróculi, Brécol

15. <u>Calabacín</u>, Calabacines, Zapallito italiano

16. <u>Calabaza</u>, Calabazas, Zapallo, Calabacera, Auyama

17. Canónigo, Canónigos, Hierba de los canónigos, Valerianela, Lechuga de campo

18. <u>Cebolla</u>, Cebollas, Cebolla temprana, Cebolla tardía

19. Cebolleta, Cebolletas, Cebolla verde, Cebolla de invierno, Cebolla de verdeo, Cebolla inglesa, Cebollino inglés, Cebollino japonés

20. Cebollino, Cebollinos, Ciboulette, Cebollín

21. Célery, apio, apio España

22. <u>Champiñón</u>, Champiñones, Champignon, Seta de París
23. Chiles, Chile, Pimiento de Cayena
24. <u>Cilantro</u>, culantro, coriandro
25. Col común, Coles, <u>Repollo</u>
26. Col de Bruselas, Coles de Bruselas, Repollo de Bruselas, Repollitos, Berza de Bruselas, <u>Repollito de Bruselas</u>
27. Col rizada, Coles rizadas, Brecolera, Col gallega, Col crespa, Col enana, Col escocesa, Col forrajera, Col caballar
28. <u>Coliflor</u>, Coliflores, Minicoliflores
29. <u>Endibia</u>, Endibias, Endivia, Endivias, Achicoria de Bruselas
30. <u>Eneldo</u>, Abezón doméstico, Anega, Aneldo, Anella, Anetaverón, Aneto, Avezón doméstico, Eneldo viscoso, Hinojo hediondo, Neeneldo
31. Espárrago blanco, Espárrago verde, Espárragos blancos y verdes
32. <u>Espinaca</u>, Espinacas, Espinafré
33. <u>Frambuesas</u>, Churdón, Chordón, Sangüesa, Sangüeso, Frambueso
34. <u>Fresa</u>, Fresas, Fresón, Fresones, Frutilla, Frutillas, Fresal, Fresera, Amarrubia, Madroncillo, Mayueta
35. Habas verdes, Habas
36. <u>Jengibre</u>, Gengibre, Kion, Kion peruano (antiguamente conocido como Guiong)

37. Kale, Col rizada, Col berza, Col crespa
38. Laurel, Llorero, Laurel de condimento,
39. Lechugas, Lechuga iceberg, Lechuga romana
40. Lima, Limas, Limón ceutí, Limón dulce, Limero
41. Mora, Moras, Mora negra, Morera, Moreras, Moral
42. Oliva, Olivas, Aceituna, Aceitunas, Olivo, Olivos, Olivar
43. Orégano, Mejorana silvestre, Orenga
44. Pepino, Pepinos de ensalada, Cohombro, Alpicoz
45. Perejil, Perejil rizado, Perejil silvestre
46. Pimientos, Ají, Pimiento morrón, Pimientos morrones, Pimentón, Pimentones, Chiltoma
47. Pleurotus, Gírgola, Seta común, Seta de ostra, Seta ostra, Hongo ostra, Hongos ostras, Orejón, Seta de chopo
48. Romero, Romeo, Rosmarino
49. Tomate, Tomatera, Jitomato
50. Tomillo, Tremoncillo

Katey Lyon

Diferentes Nombres de Cortes de Carne en distintos Países

1. Osobuco, garrao, lagarto de mano, lagarto de hueso, rodaja, chamberete
2. Lomo, solomillo, file mignon, lomo fino, filete, lomo fino, lomito
3. Bife ancho, lomo alto, contrafile, lomo liso, solomo de cuerito, espinazon ,currasco largo Redondo
4. Pavo, guajolote, chompipe, chunto, guanajo , pisco, pava

Conclusión

Muchas gracias por haber leído este libro. Espero que lo ayude a lograr el peso que desea! Manténgase motivado, use un calendario y marque el día que va a comenzar la dieta y el día en que la finaliza. Todo el día marque con una cruz el día que ha completado y por supuesto prémiese por haber logrado hacer un día más.

Una vez que termine la dieta descanse por lo menos por 2 semanas antes de comenzarla nuevamente si no ha logrado su peso deseado. En estas 2 semanas realice un mantenimiento, es decir varíe las comidas, utilice mi libro: "Dieta Cetogénica: Aprenda A Utilizar la dieta cetogénica para Mejorar Su salud y perder peso extremadamente rápido!" para hacer variaciones de recetas que contienen los valores de los nutrientes.

Si usted ha logrado su peso ideal recomendaría para el mantenimiento que siga comiendo pocos carbohidratos, agregue vegetales, frutas, consuma grasa en moderación y mucha proteína. También es aconsejable que siga haciendo ejercicio físico. Si usted nota que sigue bajando de peso y no quiere esto, aumente un poco el consumo de calorías, encuentre un balance y no olvide que lo más importante es que se sienta saludable con energía y se sienta my bien acerca de usted mismo.

Finalmente, si usted disfrutó de este libro, me gustaría pedirle un favor, podría usted por favor dejar un comentario en Amazon?

Muchas gracias y mucha suerte!

Visite mi página: www.kateylyon.com dónde podrá encontrar más recetas, planes de dieta y artículos interesantes sobre la dieta cetogénica, paleo y la dieta mediterránea.

Si tiene preguntas sobre alguno de los libros visite : https://www.kateylyon.com/category/libros-de-recetas/ donde puede ingresarla al final de la página (su dirección de correo electrónico no será publicada)

Dieta Cetogénica Plan De 21 Días Para Adelgazar Extremadamente Rápido!

Otros Libros de recetas de **Katey Lyon**

Dieta Cetogénica Aprenda A Utilizar la dieta cetogénica para Mejorar Su salud y perder peso extremadamente rápido !: 38 Recetas , Menu Ejemplo de la dieta, Paso a paso plan de dieta

Dieta Cetogénica Plan De 21 Días Para Adelgazar Extremadamente Rápido!: Paso A Paso Menú De 21 Días, Recetas Con Proporciones De Nutrientes Incluidos ... Lista De Compras Semanales

Dieta Cetogénica: 30 Recetas Para La Cena Fáciles De Preparar

Recetas Paleo Para Perder Peso Rápidamente: 40 Recetas Deliciosas y Fáciles De Preparar Para Ayudarlo A Adelgazar

Recetas Sin Gluten.: Desayunos, Almuerzos, Cenas, 11 Postres Y Tortas. Deliciosas Y Fáciles De Preparar

Katey Lyon

Referencias

Ketogeic Diet Resource. Low Carb Diet Side Effects.http://www.ketogenic-diet-

Low Carb Diet Foods to Avoid. By Anthony Mangia http://www.theketogenicdiet.org/low-carb-foods-to-avoid/

Lindsay Boyers, CHNC. Everythig guide to ketogenic diet. Adams Media, ad division of F+W Media Inc. 2015

Keto Diet and Alcohol By Anthony Mangia, Tips & Advice http://www.theketogenicdiet.org/keto-diet-and-alcohol/

Maria Emmerich. Quick & easy Ketogennic Cooking. Victory Belt Publishing Inc. Las Vegas. 2016

Photos by Public Domain, Dreamstime

Nutritiondata.self.com . Nutrition Data

Made in the USA
San Bernardino, CA
15 May 2020